U0381498

复旦发展与政策评论　第13辑

健康、安全与政策评估

主办单位：

复旦大学社会管理与社会政策系

复旦大学人口研究所

主　编：

赵德余　任　远

副主编：

滕五晓　沈　可　胡　湛

编委会成员：

赵德余　陈　钊　顾丽梅　张涛甫　杜　宇　任　远　陆　铭　陈　洁
梁　鸿　朱　勤　吴开亚　罗长远　滕五晓　胡　湛　范剑勇　沈　可

编辑部：

苏忠鑫　唐　博　刘　畅

复旦发展与政策评论／第13辑

赵德余　任　远　主编

健康、安全与政策评估

上海人民出版社

目 录

精神卫生与危机应对

社区"重点人群"精神卫生服务中的社会工作介入机制

傅　尧　郑　宏　赵德余　沈　可

[摘要]　本文透过系统动力学视角对上海市 C 区 MX 社工站"重点人群"个性服务项目分别进行剖析,勾勒项目行动主体之间的协作机制与权力关系,描述项目运作的动态过程,拆解影响社会工作服务开展及服务项目目标达成的影响因素。在"重点人群"个性服务的系统动力学模型中社会工作者在项目中投入的时间精力水平、专业能力以及运作的服务项目丰富程度等因素会直接影响到回应服务对象需求的及时性和有效性,间接影响疾病复发率以及再住院率等政策具体目标的实现。除此以外,在本模型中,还将卫生系统中的结构性因素考虑进来,精神卫生综合治理的刚性成本、服务经费的灵活机动程度也会对项目运作以及社会工作者产生影响。

[关键词]　精神卫生服务;社会工作;重点人群;系统动力学

[中图分类号]　C916　[文献标识码]　A

[作者简介]傅尧,复旦大学社会发展与公共政策学院研究生;郑宏(通讯作者),精神医学主任医师,上海市长宁区精神卫生中心社会工作站主任;赵德余,复旦大学社会发展与公共政策学院教授;沈可,复旦大学社会发展与公共政策学院教授。
本文得到"上海市公共卫生体系建设三年行动计划(2020—2022 年)优秀学科带头人培养计划"(编号:GWV-10.2-XD30)项目资助。

一、问题的提出

精神疾病管理涉及的内容远超过医学范畴,更是一个涉及公共卫生管理、社会综合治理的复杂社会问题。对于精神疾病患者及其家属来说,身体与心灵的健康并不是唯一需要应对的问题,还包括个体社会功能的恢复与发展等,而后者社会性的需求与困境是专科医疗团队、居委会干部、残联等行动者无法独立支持与满足的,这就可能为精神疾病患者及其家庭乃至社会带来潜在的困境与冲突(傅尧等,2020)。基于急切的现实需求,精神卫生服务管理需要跨学科、多专业的服务团队提供系统性、综合性的服务,不仅包括精神科医生及护士、社区基层干部,还需要社会工作者、心理咨询师以及职业康复师等等(姚锡涛等,2011),为精神疾病患者提供"身—心—灵/社"多维度的辅导与支持。

长久以来,精神科以及心理学专业始终占有强势的权威地位,加之康复、护理等其他专业近年来的强势发展,社会工作的专业地位比较难得到服务对象以及其他专业的认同与肯定(薛莉莉,2017)。与此同时,社会工作介入服务的方式,部分与康复科医生、护士,甚至精神科医生相似,社会工作者在与其他行动者融合的过程中会产生竞争和互相排斥,面对看似完整的精神卫生服务体系,社会工作者要在其中确立自己的职业地位与专业空间,本身也存在很大的困难(郑宏等,2012;郑宏,2015)。

本文透过系统动力学视角对上海市 C 区 MX 社工站"重点人群"个性服务项目分别进行剖析,勾勒项目行动主体之间的协作机制与权力关系,描述项目运作的动态过程,拆解影响社会工作服务开展及服务项目目标达成的影响因素,形成社会工作参与精神卫生服务体系、寻找独特角色与专业地位的系统性解释,提炼出社会工作者致力于精神卫生个性化服务过程的实践经验,为未来社会工作者在精神健康领域的专业化发展提供了丰富的实证经验。

二、"重点人群"个性服务项目运转：
背景与行动者网络

（一）MX 精神卫生社工站

上海市 C 区 MX 精神卫生社工站（以下简称"MX 社工站"）作为上海市首家精神疾病防控类的社会组织，由 C 区精神卫生中心自主孵化，于 2012 年 10 月正式成立。目前，社工站内共有 8 人，其中站长（兼任法人代表）1 名，专职社工 1 名。

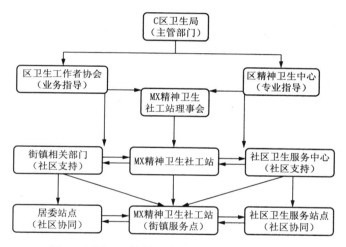

图 1　C 区 MX 精神卫生社工站管理组织体系①

如图 1 所示，自 2013 年以来，以区卫计委为主管单位，区精神卫生中心作为业务指导，MX 社工站依托区精神卫生中心、社区卫生服务中心以及社区街道、居委的社区资源，向 C 区辖区内的广大社区居民提供社会工作相关的公共服务，包括个案管理服务、团体活动服务、社区康复服务、评估/转介服务以及社区宣教服务等。

---

① 出自 C 区精神卫生中心主编，《C 区综合管理试点创建精神卫生综合管理试点特色创新工作汇报》，2018 年 6 月。

（二）"重点人群"个性服务项目简介

"重点人群"个性服务是 MX 社工站于建站（2012 年）起就开始承接的政府购买服务项目，也是本文作为重点讨论的部分。在该项目中，MX 社工站内的社工会以独居、弱监护（一户多残、老养残）、易肇事肇祸、曾肇事肇祸四类重点人群为主要服务对象，提供定期随访以及个案服务，起到托底保障作用。在项目开展过程中，社会工作者与社区居委精神疾病防控（亦简称"精防"）干部、社区卫生服务中心医生协调合作，在熟悉掌握病人及家庭基本情况基础上，逐步提供专业医疗咨询服务、社会福利救助政策信息、社区康复资源以及再就业信息等；同时，会依据服务对象在具体生活中的个性化需求，制定综合性的干预规划和个性化的服务内容，满足服务对象的多种发展性的需求。

开展该服务项目的目标主要可以总结为以下几点：一是降低肇事肇祸事件发生的风险；二是将社工纳入社区精防系统，弥补人力资源不足，提升精神卫生管理服务的质量与效率；三是通过提供多元化的服务内容改善社区内进行康复的患者及其家庭的生活质量。

相较于其他类似项目而言，C 区 MX 社工站所开展的"重点人群"个性服务项目所涉及的行动者及存在的协同关系更为复杂，但同时透过如图 2 所示的行动者网络结构可以观察到，该项目是对上海市已有的精神卫生服务工作体系的落地化操作过程，对于未来政策实施效果的评估与反馈更具借鉴价值。

首先，作为区级层面的政府部门，区公安局、街道（镇）精神卫生领导小组以及 C 区精神卫生中心存在直接且紧密的协作关系，因建立了重性精神障碍患者的信息交换机制而能保持信息通畅和资源共享的状态，能够对基层执行服务工作的组织部门提供扎实的支持服务，这也是基层服务有序开展的有力保障。依据上海市精神卫生服务工作体系，街道（镇）精神卫生领导小组下设的街道（镇）政府、C 区精神卫生中心下设的 CDC 部门负责辖区内各社区的服务实施工作，而街道（镇）政府与 CDC 部门需要向上级汇报工作成果，存在监

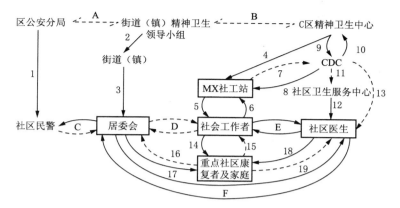

A、B:平级权利主体,主要为精神卫生防控工作情况往来

C、D、E、F:社区民警、居委会、社区医生以及社会工作者多方互联、信息互通,参与信息报送管理工作

1:区公安分局管理

2:街道(镇)精神卫生领导小组领导街道(镇)政府开展精防工作

3:街道政府与居委会存在上下级关系,并指导居委会的工作

4:C区精神卫生中心自主孵化民办非企业社会组织——MX社工站

5:MX社工站培育社会工作者,管理并督导其开展服务

6:社会工作者汇报服务开展进度

7:MX社工站向CDC汇报服务项目开展情况

8:CDC购买MX社工站服务并监督其工作,并对其进行业务技术指导

9:区级精神卫生中心直接管理CDC

10:CDC向区级精卫中心汇报精神疾病防控情况

11、13:CDC对社区卫生服务中心以及社区医生进行业务技术指导

12:社区卫生服务中心管理社区医生

14:社区医生与居民签约,提供一对多医疗服务

15、16:重点社区康复者向居委会以及医生反馈健康状况及生活状况

17:居委会定期电话/入户随访,了解重点社区康复者生活情况

18:社会工作者定期随访,在条件允许的情况下开展个案管理、职业康复等专业服务

19:社区康复者反馈需求以及服务效果,提出建议意见等

图2 "重点人群"个性服务项目行动者关系结构

管—反馈的双向互动关系。

其次,响应国家及上海市政策法规的号召,建立多专业、多学科的精神卫生服务团队,C区精神卫生中心自主孵化上海市首家精神卫生类社会工作服务组织——MX社工站,培育专业社会工作队伍扎根社区开展专业服务,由CDC部门对社工站进行业务技术指导,

并监督检验服务过程与成效。与此同时,C区精神卫生中心对辖区内各个社区卫生服务中心及社区医生进行业务指导,督查基础医疗保障服务和精神健康状况的排摸情况。

在社区层面,社区民警、居委、社区医生以及社会工作者组成社区精防团队,对所在辖区内的重性精神障碍患者(四大类:独居、弱监护、易肇事肇祸、曾肇事肇祸)进行管理和服务,内容可能会涉及落实社区康复工作、确保信息及时报送、落实接受区内的培训及演练等等,彼此相互协同合作、紧密沟通,保障基层精神卫生防控工作高效率且有条不紊的进行。在这其中,社会工作者承担了电话随访以及入户随访的工作,直接与精神疾病患者与家属接触沟通,收集信息,评估需求,提供社会工作专业服务,如持续性的个案管理、及时转介医疗系统等;在与服务对象建立稳定的服务关系后,患者和家属也会向社会工作者反馈社区生活中遇到的困难,寻求帮助,借由社会工作者反馈给社区精防团队,进一步争取解决的方法。提供服务过程中,社会工作者接受 MX 社工站以及 CDC 部门的管理和督导,并需要向社区精防团队、社工站以及 CDC 部门汇报工作进度,保证双向顺畅的沟通。

综上所述,在"重点人群"个性服务项目行动者关系结构中,作为执行防控计划、提供具体服务的行动主体,社会工作者是处于整个结构的中心位置,对于社区层面的精神卫生服务团队来说,社会工作既能够协助其他部门完成精神疾病患者及其家属的信息收集工作,又能够以社会工作专业方式方法满足其独特的心理、社会需求,拥有重要的角色地位并发挥着独特的专业价值。彼此之间良性的互动激励各方更专注于擅长的领域,显著提升社区精神卫生服务团队的工作效率与质量,实现了 1+1≥2 的服务效果。

三、"重点人群"个性服务项目的系统动力学分析

截至 2018 年 5 月,上海市 C 区辖区内共有约 3900 名精神疾病

患者,约有 82% 的在册在管人员于社区内进行康复,而其中重点精神障碍(独居、弱监护、易肇事肇祸、曾肇事肇祸)患者 400 余名。

为回应从根源上降低甚至避免精神障碍患者肇事肇祸、降低再住院率、提升管理服务效率与质量以及满足社区康复者特殊需求等具体政策实施目标,C 区精神卫生中心采取政府购买服务的方式,由 MX 社工站开展执行"重点人群"项目。在这个过程中,社会工作者协助精防干部完成上级管理部门的工作指标任务的同时,还会运用社会工作的专业方法,以个案服务、小组等工作方法为精神疾病患者及其家庭带来真诚的关怀和切实的帮助,帮助他们改善生活质量,增加康复的信心。

如图 3 所示,建立 MX 社工站参与社区精神卫生管理的系统动力学模型,展示了参与过程中各要素彼此间的因果关系及动态平衡状态。在这其中,存在多个自循环,通过对各个子循环的剖析,来梳理社会工作者介入社区精神卫生管理系统,有效达成项目目标的过程。

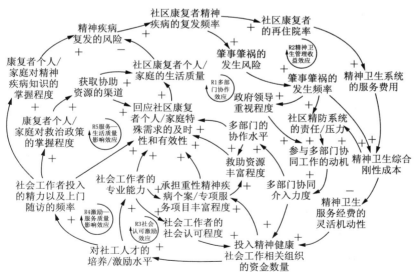

图 3 "重点人群"个性服务的系统动力学模型①

---

① 此模型是在赵德余老师的帮助下于"政策系统动力学"的课堂上构建的。

（一）多部门协调合作的共赢效应(R1)

作为上海重点试点区域,C区早于2008年起就积极建立多部门合作的管理体系,将综治、卫生、公安、民政、残联等多部门以及街镇基层联动起来,开展社区内的精神卫生预防、治疗以及康复工作。随着机制的不断完善、体系的日趋成熟,精神卫生管理体系对于多学科参与、专业化的要求也逐步提升,社会工作加入该系统中的必要性与必然性也逐渐显现。

目前,C区约有400名独居、弱监护、易肇事肇祸、曾肇事肇祸的重点患者分布在不同社区街道内。在精神卫生管理中,辖区内的肇事肇祸案例发生数量/频率是评估管控工作有效性的重要衡量指标。区疾控分中心的工作负责人、社区内的精防干部以及社区卫生中心精防医生等这些社区精防系统中的行动者的主要工作目标是为了降低他们肇事肇祸案件发生的风险和频率,多部门共同承担管理"重点人群"的责任与压力。

"我们现在有明确指标是社区零事故率,维护社会的稳定。为了达成这个指标,我们在社区主要做两部分工作。一是病人的筛查工作。可能有疑似的病人在社区里面,但没有明确精神疾病的专业诊断,因此存在一些潜在的风险性。这部分人群需要通过医生、公安或是通过社区里面居委会或是楼组长等先进行初筛。初筛之后,病人可能会被转介来精神卫生中心的门诊部,或者我们二级医院的医生会下到社区,做进一步确认,是否有风险需要住院封闭治疗,或者说需要一些药物的治疗。二是高风险疾病的防治。一些精神疾病在慢性期的时候,其表现可能是比较温和的。但它有可能会进入急性期,就是有精神症状表现比较明显的时候,那么伤害自己和他人潜在风险就很大了,这个时候就需要一些专业干预。"(访谈编码:WYW-CJK-4)

所以,肇事肇祸案件发生的频率会影响政府领导的重视程度、社区精防系统所承担的责任与压力大小以及综合管理的费用多少。肇事肇祸案件发生频率越高,政府领导的重视程度越强,则各行动主体参与多部门协同的动机就越强烈,都希望以合作的方式高效解决难题;同时,肇事肇祸案件发生频率越高,所消耗的精防综合管理刚性成本越大,社区精防系统感受到的责任和压力也越大,也会导致各行动主体参与多部门协同的动机增强。各行动者参与动机越强烈,各行动主体所在的职能部门协同介入的力度便会逐步加深,具体可能表现为每月必须电话随访、每季度必须入户随访,以跟踪了解患者病情、情绪状况与基本生活情况。

经历过 2003 年 SARS 疫情暴发后,针对疾病监测及报告机制上的漏洞,国家于 2004 年正式启动全国范围内的疾病预防控制信息系统,形成纵横贯通的信息报告网络,协助地方多职能部门及医疗机构信息互通互联。疾病预防控制信息系统具备统一、高效、快速、准确等优点,实现了多部门合作中的信息互通互联,促进多方合作加深、利益共享和成果共建。对于精神卫生服务来说,上海经过多年的摸索已经形成了较为成熟的"区—街镇—居委"三级管理体系(如图 4 所示),并逐渐形成了较为完整的"医院—社区"双向转介机制(如图 2 所示),即社区卫生服务中心或家庭医生发现有疑似精神疾病的患者,会将其转介送至区级精神卫生中心进行专业诊断;与此同时区级精神卫生中心则会将一般性的心理健康服务工作、社区排摸工作交由社区精防系统的工作人员来完成。

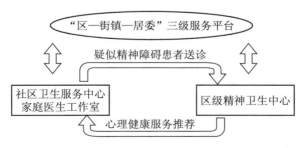

图 4　C 区精神卫生服务的双向转诊机制[①]

---

① 出自报告《C 区综合管理试点创建精神卫生综合管理试点特色创新工作汇报》,2018 年 6 月。

"社区(多部门人员组成的精防系统)会通过信息数据库平台来掌握这些病人的情况,我们管理的社区服务中心医生会三个月进行一次入户走访,在入户调查的过程当中,会去评估他的精神症状、生活自理情况,包括一些药物的使用等,通过这几个维度来看。还有就是了解包括他的家庭的一些关系,是不是在这个时间段里面情况良好,如果以上情况不良好的话,社区(居委会)会收到一个信息的反馈。大家是通过这样一个信息平台来做这样信息交流。"(访谈编码:ZH-CJK-1)

"区—街镇—居委"三级管理体系以及双向转诊机制的建立与发展,使得多部门共同介入处理社区精神卫生管理问题的水平显著提升,回应患者需求更加及时有效,生活质量得到改善,进一步降低了社区内康复的重性疾病患者复发的风险。

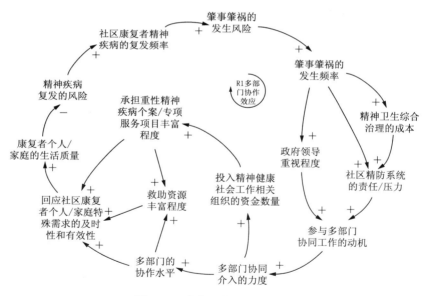

图 5　R1 多部门协调合作效应

但是实际上,除了这些重点康复者需要持续关注外,社区内还有其他2600名在册在管患者需要社区精防干部定期回访与评估,这样一来,对于社区精防系统来说管理压力十分巨大,每位街道干部和社区医生需要同时对接多个家庭及患者,每次上门随访的时长、质量都受到影响。

"一开始仅仅是为了缓解人手不足,我们区精神卫生中心社工部的社工最先参与到社区随访工作中,后来社区精防干部就慢慢发现我们在和患者、家属沟通的时候很有技巧,效果很好,能了解到比较深入的情况,就很认可社工的角色。"(访谈编码:WYW-CJK-4)

因多部门介入力度提升,社区精防系统中人力资源的需求相应增多,尤其是卫生部门有医疗背景的专业服务人员。C区政府为了弥补人力资源的不足向专科机构进行拨款,鼓励其购买社会第三方组织的服务来填补这部分的空缺。而C区精神卫生中心选择自足孵化精神卫生服务类的民营非企业机构——MX社工站,来作为院内精神卫生社会工作的外延,扎根社区执行相应的防控管理工作。MX社工站所承担的随访及个性化服务越多,发挥高效沟通的桥梁作用就越强。

"社工站成立伊始,精卫中心通过政府购买服务的方式,将管理社区内重性精神疾病患者的工作交给我们来执行。精卫中心的社工部进行业务指导和督导,社区街镇居委会和社区卫生中心为我们提供资源支持,与我们保持信息互联互通,共同关注社区的重点患者们,来进行托底保障。"(访谈编码:SHEN-MXSG-5)

"有一个完善的信息反馈的机制或者说渠道,那么我们作为社工,我认为是起到一个桥梁的作用,当然还需要相关职能部门的积极的配合。……有的时候随着个案服务的深入,慢慢大家一来二回的就熟了,可能还会再聊一些药品以外的事情,包括一些社区发生情况,或者是他们最近一段时期发生的事情。有的时候,他们会对一些社区情况有自己的意见,但是并没有渠道去提。他会告诉我,我可以通过我的渠道告诉我们居委老师、街道医生甚至于CDC的医生,然后再进行一些相对的改善。最后,可能不仅仅解决掉了他

们经济问题,同时也给他们带来一些精神上的慰藉。"(访谈编码:LU-MXSG-6)

社工利用已有的信息反馈机制,及时向其他部门反馈社区内重性精神病患者的需求,促进多部门进一步讨论提出解决方案,社会工作开展专业介入的过程与"医院—社区"双向转介机制有机整合在一起,使得社区居委、社区卫生中心,甚至是区疾控分中心都能够更高效及时地回应"重点人群"的需求,降低精神疾病复发的可能性,从而降低肇事肇祸出现的风险(R1)。

除此以外,能够投入精神卫生服务类社会组织的经费越多,MX社工站所能获得的经费也越充足,其能够承担重性疾病个案/专项服务项目则越丰富多元,对于服务对象需求回应的及时性和有效性也越高。同时,MX社工站承担服务项目丰富程度还影响着社区重性精神疾病康复者的救助资源丰富程度:社工站以及社工所能够提供的个案数量以及专项服务种类越多,就意味着提供给服务对象的救助服务资源就越多,那么能够回应社区康复者及其家庭特殊需求的有效性就越高,其疾病复发的风险与频率则越低,那么肇事肇祸发生的可能性就随之减小。

(二)精神卫生服务管理收益效应(R2)和社会认同激励效应(R3)

社区康复者的精神疾病复发频率会直接影响其再住院率与肇事肇祸的发生风险。当于社区进行康复的患者疾病复发频繁且情况严重时,需要再次住院接受封闭式治疗,区精卫中心的再住院率会增加,精神卫生防控方面的管理成本会增加,那么对于整体精神卫生综合治理工作来说其刚性管理成本也随之提高,精神卫生服务管理经费的灵活性就会受到限制而减少。这对于精神卫生中心来说,用于发展精神健康相关的社会组织的投入会缩水,作为C区长期合作伙伴的MX社工站的业务也会遭遇资金紧缩的困境,可能所承担的个案服务数量或是专项服务项目丰富程度会减少,那么对于社区康复者来说能获得的救助资源丰富程度也会随着减少,其特殊需求可能并不能得到及时有效的回应,导致疾病的复发风险增加(R2)。

相反地,购买服务的资金稳定且持续的话,有利于社会组织业务规模的扩大。近几年来,MX 社工站在"重点人群"个性服务项目的基础之上,将服务范围进行了扩展,由原来各街道重点住院患者扩展为各街道在册住院患者,为更多居家康复的患者提供服务(如表 1 所示),截至 2018 年 7 月,累计服务人次超过 600。

表 1　MX 社工站参与社区精神康复随访工作情况①

	重点人群(独居、弱监护、易肇事肇祸、曾肇事肇祸)	在册(普通)社区精神障碍康复患者
服务流程	1. 与区精卫、社区(街道/镇)、社区卫生服务中心对接信息与在册社区患者名单 2. 向街道居委会逐一核实确认人员名单(居住地)信息 3. 制作患者情况表,并于街道、居委会地接随访时间 4. 及时填写《精神疾病患者康复信息反馈表》	
关注重点	肇事肇祸情况、用药情况、病情稳定情况、监护人情况等	用药情况、精神与身体状况、生活自理及工作情况、监护人情况等
人群数量	7	684
发挥作用	掌握、监控患者情况 对接各方资源,开展社区维稳工作 提供个性化服务(政策咨询、代配药等)	患者人数及情况排查 为有需求患者向多方链接资源 安抚、慰藉困难家庭

除此以外,社工站还发挥其社会组织的资源链接作用,帮助出院患者对接社区资源,提供生活照料、医疗保健、帮困扶持、精神慰藉、代配药等个性化服务。

---

① 出自葛敏,赵德余.基层精神卫生服务模式——上海长宁区的经验探索[M].上海:上海交通大学出版社,2018:150—155.

"起初,我们是承接政府购买项目开展社区重性精神障碍患者的社区随访、政策咨询、个案管理等服务,持续至今积累了大量的实务经验,也越做越精细化,个案服务也越做越深入,这块业务可以说比较成熟了。那么近几年,我们开始将服务人群扩大至在册精神障碍患者及家属,这就比以前丰富很多。2015 年启动的春雨润心田项目是帮助计生特殊家庭的;2016 年底我们开始发展代配药服务;2017 年开始,我们和阳光再就业基地合作,为社区精神患者提供再就业的实习机会,比如可以去地铁站管理共享单车等等。"(访谈编码:SHEN-MXSG-5)

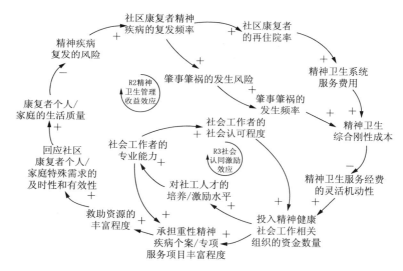

图 6　R2 精神卫生管理收益效应和 R3 社会认同激励效应

同时,对社会组织的投入多少还会影响到社会组织对于社会工作人才培养/激励的制度设置情况。在项目资金充足的情况下,MX社工站会更加重视对社会工作人才培养与激励机制,提升社会工作者的专业能力,拓展更丰富的服务项目。除此以外,提升社会工作者专业性,有利于增强社会工作的社会认可度,进而精卫中心就会更加重视社会组织在精防工作中所发挥的作用,愿意投入更多资源来支持社会组织提供多元且专业的服务。

"我遇到过因为身体原因导致配药有困难的一对母女,我们把情况反映给领导以后,我们就此进行了社区调研,发现部分独居或者是弱监护的老人确实存在相同的需求,需要代配药这样个性化的专项服务,我们才提出来的。开展之后,也真的解决了很多家庭的现实问题,他们见到我们都还蛮感激我们提供这样免费又专业的服务。这个项目我们已经坚持了有两三年了,还有人因为这个给我们送过锦旗,就觉得特别有意义有价值吧。"(访谈编码:LU-MXSG-6)

这样一来,便形成了良性的社会认可激励效应(R3),社会工作者既能够拥有稳定的收入,保持自己的专业性,又能够得到社会的认可,收获内心的满足感与成就感。

(三)激励—服务质量影响效应(R4)和服务—生活质量影响效应(R5)

承接上文关于社会工作人才培养/激励水平的讨论,在项目资金充足的情况下,MX社工站会更加重视对社会工作人才培养与激励,社会工作者会愿意投入更多精力与时间在重点患者的随访工作上,协助患者及其家属学习了解疾病知识,其对精神疾病以及相关护理知识掌握程度越高,能够越好地应对疾病症状和康复过程,从而降低疾病复发的风险;同时,社会工作者也会宣教针对精神残疾相关的救助政策等信息,服务对象对这部分信息掌握程度越高,获得救助资源和社会系统性支持的渠道越丰富,抵御风险的能力则越强,进而降低复发风险(R4)。

"我们有时候会在上门的时候和康复患者的家属有接触,家属就会把患者的表现反映给我们,也会询问我们一些问题,比如(患者)这几天不太爱说话怎么办?这几天表现有些亢奋是什么情况?我们都会告诉家属,什么样的表现是需要注意和警惕的,要如何应对等等。那么家属就会放心一些,也不会那么焦虑,这样积极的情绪也会间接影响到我们的服务对象,对他们的恢复也是有益处的。"(访谈编码:XJJ-CSG-2)

"社区居委会干部会登记(重性精神疾病中的)很多贫困家庭,社工在随访的时候,发现他们有需要,就会向他们介绍上海市的免费服药政策,还有一些助残尤其是针对精神残疾的优惠政策,跟他们讲清楚申请的流程,帮助他们解决经济方面的困难。"(访谈编码:LU-MXSG-6)

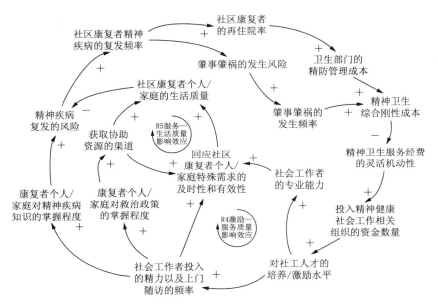

图7　R4激励—服务质量影响效应和R5服务—生活质量影响效应

在"重点人群"个性服务项目中,MX的社工一般会开展以下几方面的工作内容。第一,定期开展入户随访,填写更新随访记录册并反馈给社区街道、社区卫生中心以及疾控分中心,具体信息包括用药情况、病情稳定情况、监护人情况等等。第二,运用社会工作专业知识,开展个案管理服务。目前,MX社会工作者已经在重性精神疾病患者中发展7例个案服务,而在服务期间这些患者的再住院率均为零。

"经过社会工作个案辅导的人,再住院的比例是有所缓解的。另一方面,会发现精神分裂症里面的一个阴性症状,就是他比较退缩、比较不说话的表现是会有所缓解的。"(访谈编码:XJJ-CSG-2)

第三,普及社会福利救助政策,例如免费服药政策、阳光心园入院流程、以奖代补政策等等;也教育患者及家属坚持服药、了解疾病护理知识等信息。

"我有一个个案是一对母女,都是精神疾病患者,女儿年龄大概也是近60岁,母亲的话要八十几岁了,所以两个人身体不是特别好,腿脚不大方便。他们所在的社区离区精卫中心很远,一般路程接近一小时,所以配药取药非常不方便。一开始是居委老师帮他们介绍,请了一位钟点工阿姨给他们带病。就是让阿姨去精卫中心代配,每次收费100块钱。我这边得到这个消息以后,就跟社区居委会干部沟通,也跟他们社区医生沟通过了,确认实际情况以后,就由我亲自去给他们开展代配药的服务。那么一开始他们看到由我来服务,是很开心的,然后他问了我一句,你收费多少钱?我跟他说,我这边完全是社区服务,是免费为你们服务的。他们就更高兴了。最后,他们自己还算了一笔账,(社工的这个服务)等于一个月帮他省100块钱,一年就是1 200块钱,实际上也是帮助他们解决了一个经济问题。另外,因为我们社工本身也具备一些医学背景,所以药品这一块的安全性,我也是能保障的,都更放心一些。"(访谈编码:LU-MXSG-6)

在上述案例中,配药难的问题经由社工传递到社区居委会、社区卫生中心和区精卫疾控分中心,经过协商与讨论,于2016年12月成功于各个社区内的社工站点开展为生活自理困难的重点精神疾病患者上门代配药物的服务,为其解决了配药难的问题。截至2017年底,该项服务达55人次[1]。可以说,社会工作者成为患者与社区沟通的有效桥梁,并迈出开展专项服务的第一步,使得他们感受到了"病时有人探、难时有人帮、惑时有人解"的关爱,提升了患者对康复的信心(郑宏,2014),而在具体实践过程中,社会工

---

[1] 出自 C 区 MX 社工站官方微信公众号,https://mp. weixin. qq. com/s/7VHPDfRX9AftXkXA3mqrww。

作者也根据服务过程及体验进行调整与改进,逐步增加不同的服务对象代配药的服务,确实改善了重症精神障碍患者居家康复的生活质量(R5)。

四、社会工作介入精神卫生服务面临的挑战

(一)社会工作者培育及激励机制的完善程度

在前文对于案例的讨论中,社会工作培育及激励机制的水平越高,一线工作者所体会到的认同感越强,其愿意投入服务的时间更长、提供高质量服务的动机越强烈,这会促进项目运作的良性发展,有利于社会工作者开辟出独立的职业服务领域。在实际情况中,社会工作者常会在长期服务过程中感受到情感与能力的消耗,鲜少有足够匹配的激励机制或培训体系帮助社会工作者理解目前的困境,获得情感性和教育性的支持。

"很多时候社工在个案服务以后自己很难受,是因为他也不知道他做这东西有没有意义,或者说它这个意义是如何来检测的,除了一些价值观的(评判)以外,是不是针对服务效果部分可以有一些检验?这些东西其实都不单单是在精神健康(领域可能面对的困境),那可能现在我们所在的精神健康领域格外有挑战,因为精神疾病它本来就是有一个慢性的反复的特点存在。"(访谈编码:ZH-CSG-1)

长期缺乏自我成就感与对职业的认同感,还可能会导致社会工作者在该领域的流失。

"包括医务社工(在)整个医院的一个发展、晋升或者流通的路径,如果能够更完善或更明确的话,可能也是对于这些工作人员来说可以有好的发展前景,或者说有一个归属感,他可以心定地来这边来做。"(访谈编码:ZH-CSG-1)

(二)精神卫生服务管理程序的完备程度

本研究所讨论的案例中,精神卫生服务管理程序这一结构性因

素对社会工作介入过程产生重要的影响。体现在社会工作者有合理合法的身份能够与服务对象进行直接接触并开展相应的服务,无论是在院内还是在社区,社会工作者作为服务者的身份是被卫生服务体系所认可以及认证的。上海作为精神卫生服务"领路人",有相应法规条例规定了社会工作者需要共同参与精神卫生服务的管理过程,让一线工作者有可以发挥专业特长的空间和机会,这是很多城市都不具备的制度优势。

然而,目前精神卫生服务仍然存在以结果导向的管理理念,政府看重数字化的指标达成情况,社会工作者有时会卷入以维稳为目的的行政管理漩涡中,疲于完成上级制定的任务指标,不能真正立足于精神疾病患者的切实需求开展社会工作的专业服务。

"在实际的工作中逐渐感受到中国精神健康的评价体系还处在管控的氛围下,其实还没有完全发展成熟到以康复治疗为导向的氛围。那么大环境是这样,使得上级很看重指标,进而就使得精防工作人员,不仅仅是社会工作者,花费很多的精力来与这些指标周旋。在完成指标后,他才能够去做一些专业的工作,而且从事专业工作的人力其实也并不是很多。……那些指标包括人群基数当中有多少人是患有精神疾病的,他们的管理是否规范,患者服药的比例是否达到一定的情况,患者是否曾肇事肇祸,可能在社会上形成危害事件的比例不能超过多少,等等。"(访谈编码:XJJ-CSG-2)

这样的强管控氛围有时候也会为社会工作者带来伦理方面的困扰。

"从专业关系角度来讲,社会工作强调平等,与服务对象保持平等的关系。那么社工在这个领域里面,你确实不是一个专家或是管理者,所以你如果以一个专家或管理者的角色,病人就是一个病人角色,来开展活动,其实这样并不是一个对等的关系,和社会工作专业内涵并不是很匹配的。"(访谈编码:LC-HSG-11)

(三) 资源的有效支持

目前，囿于有限的服务资源和资金支持，并不能为精神疾病患者提供连续性的"治疗—康复—回归"服务链条，可能存在边缘化隔离的问题。上海市各辖区有为轻度精神疾病康复患者提供的康复机构，专科机构也会向第三方社会组织购买职业康复方面的相关服务，来帮助精神疾病患者更好地康复，最终回归社区和社会。但是目前这方面的服务项目准入机制相对严格，收益的人群占比相对于有需求的整体而言是比较微小的。

"想要加入我们职业康复项目的学员，是需要通过甄选的。因为我们是要和一些职业基地签合作关系，所以对于参加的学员要求比较高，那些症状比较轻，一段时间病情稳定的病人才能参与。而且进行职业康复，需要和其他人接触，像在医院的咖啡吧里工作的话，来光顾的都是医生、护士，我们学员不会觉得压力很大；那到外面的基地，有的学员会有顾虑会害怕，有放弃这些机会的情况出现，那可能之后再想参加，就没有机会给到他了。"（访谈编码：PENG-MXSG-7）

同时，虽然精神卫生中心等卫生部门在尝试通过政府购买服务的方式，来购买第三方社会组织的服务，以弥补服务过程中人力资源的问题，但是由于第三方组织服务水平参差不齐、工作态度达不到专业化标准，服务的效果可能会大打折扣。目前，C区精卫中心采取定期进行服务过程及效果评估座谈会的方式，来监督资金及人力资源使用的情况，保障购买服务的质量及目标达成，但并不能从根本上解决精神卫生服务专业人才缺失的问题。

(四) 社会文化因素：对于精神疾病的认知及接纳程度

虽然在对各案例进行建模中，并没有展示出社会文化因素对于项目运作过程的影响，但在实地调研访谈的过程中，能够深刻体会到社会大众对于精神疾病污名化的现象依旧严重，这很大程度上阻碍了社会工作为有需求的精神疾病患者及其家属提供适当的服务。

社会工作者在入户随访的过程中,会感受到来自大众尤其患者家属对于精神疾病的低接纳度,主要表现为讳疾忌医。

"我有一个病人,从医院出院居家康复,那么我需要上门随访。上门之前我和居委会的老师沟通好之后,确认家里有人就一起上门。结果这个病人其实十分钟前还在家的,等到我们上门时候,他的家属,就是他的老婆把他藏起来了,非说本人拿着医保卡去医院去配药了,我就看不到他的信息和疾病记录了,就没办法了。然后我要确认他的信息,就给我看了身份证,我想了解病人的症状、日常活动的情况,他老婆就跟我口头上说说,但医保卡、有记录的病历资料,就都没有!"(访谈编码:WYW-CJK-4)

在精神疾病污名化的大背景下,已有的针对精神疾病患者的助残帮扶、经济救助等政策从某种程度上也阻碍了部分轻度精神疾病患者实现"康复—回归"的发展目标,不利于其社会功能的复元。

"在我们在工作当中去访谈他们的时候发现,当精神疾病患者康复后考虑回归社会,(患者)会发现他所享受的民政低保的补助以及关于医疗的补助会被取消。那么他如果去找一份工作,可能所赚的钱也不会很多,比最低工资要高一点。与领补助的生活相比较的话,其实对他的生活质量本身来说,差别不大。现在社会对精神疾病有污名化倾向,康复学员可能在工作中会遭遇到一些歧视,可能工作并不顺利,干不久就又失业等情况发生。有的人会用这种经济学的价值观来衡量要不要回归社会,有的康复学员他不认为如果他去工作会得到一种有尊严的或者说是更好的生活质量,相反他认为如果他去工作可能很多的利益他都得不到了,那他干脆就领补助不去找工作了。"(访谈编码:XJJ-CSG-2)

五、结论与讨论:扎根社区,搭建双向沟通桥梁

总的来说,在"重点人群"个性服务的系统动力学模型中社会工作者在项目中投入的时间精力水平、专业能力以及运作的服务项目

丰富程度等因素会直接影响到回应服务对象需求的及时性和有效性,间接影响疾病复发率以及再住院率等政策具体目标的实现。除此以外,在本模型中,还将卫生系统中的结构性因素考虑进来,精神卫生综合治理的刚性成本、服务经费的灵活机动程度也会对项目运作以及社会工作者产生影响。对于项目运作来说,刚性成本降低、经费使用的灵活性提升,投入建设发展相关社会组织以及工作者的经费也会有所提升,可以较为直接地为服务递送效率提升贡献积极影响;对于社会工作者来说,更灵活的经费使用可以为其带来更多的激励效应,提升对职业本身的认同感,增强服务动机,能够更有效地保证项目的服务质量。

可以说,C 区 MX 社工站乘着上海市本土化精神卫生管理体系改革与发展的东风,将社会工作者送入社区基层的精神卫生服务体系中。MX 社工站的"重点人群"服务项目的开展并不仅仅是多部门协同管理职能细分、服务专业化要求提升的必然结果,同时还会为精神卫生综合治理带来有价值的管理经验,以及正向的服务管理收益效应和社会认同激励。如前文所论述的,MX 社工站作为上海市首家由专科机构自主孵化的民办非企业性质的社会组织,实现了社会工作者介入医院—社区连续性服务过程,有效提高精神卫生服务专科机构的服务递送效率。虽然孵化 MX 社工站购买社会工作者服务的初衷是为了弥补精神卫生服务体系中的人力资源不足问题,但是因社会工作专业与医疗工作者、传统社区工作者的工作方式并不相同,而在实践过程中逐步建立起专业优势,获得服务对象和其他合作部门的认同。

值得一提的是,该项目从某种程度上也推动了精神健康社会工作的职业化、专业化以及社会化发展,使其在精神卫生服务体系中获得相对独立自主且具备不可替代性质的位置。因为精神健康社会工作者亦属于医务社工,具备一定的医学基础,能够在专科医护人员和精神疾病患者家属中间起到重要的沟通协调的作用,将医院—社区有机地联结在一起,双向的信息沟通水平得到显著提升,实现服务递送一体化的良性互动,形成多方共赢的局面。

参考文献

[1] 葛敏,赵德余等.基层精神卫生服务模式——上海长宁区的经验探索[M].上海:上海交通大学出版社,2018:150—155.

[2] 薛莉莉.实然与应然相结合的精神医疗社会工作服务模式——以上海市精神卫生中心社会工作部为例[J].中国社会工作,2017,(27):25—29.

[3] 赵德余.政策系统动力学[M].北京:社会科学文献出版社,2019.

[4] 郑宏,周路佳,符争辉.精神分裂症社区精神卫生服务现状与发展策略初步研究[J].中国初级卫生保健,2012,26(5):14—17.

[5] 郑宏.社会工作者介入重性精神疾病医院社区一体化服务模式研究[J].中国全科医学,2015,18(25):6.

[6] 傅尧,赵德余,沈可.系统动力学视角下社会工作介入精神康复服务模式研究:上海市 H 区精神卫生"医院—社区"一体化的社区经验,复旦发展与政策评论总第十二辑,上海:上海人民出版社,2020 年.

突发公共安全事件机理分析与
应对策略探究

——以兰州布鲁氏菌病感染事件为例

李　慧　　滕五晓

[摘要]　伴随着我国经济社会快速发展,突发公共安全事件也不可避免地多发频发,并造成了严重的人员伤亡和财产损失。有效防范化解重大灾害风险,提升人民的安全感、获得感,是当前我国社会治理的核心内容之一。突发公共安全事件,其发生发展有其必然性和内在逻辑。本文基于突发事件"4L-5S"机理分析模型对兰州"布病"事件的内在机理进行分析,在对具体案例孕育、发生、发展、衰退以及终结过程机理分析的基础上,根据事件发生发展的内在逻辑探究同类型突发事件的应对策略,对提升应急管理能力和水平,保障公共安全提供了方法借鉴。

[关键词]　突发事件;机理分析;应对策略;布鲁氏菌病感染

[中图分类号]　C913;D63　[文献标识码]　A

[作者简介]李慧,复旦大学社会发展与公共政策学院博士研究生;滕五晓,复旦大学社会发展与公共政策学院教授、博士生导师,复旦大学城市公共安全研究中心主任。

一、引　言

　　我国正处于现代化加速转型阶段,各类灾害风险无处不在。党的十八大以来,以习近平同志为核心的党中央以公共安全治理统领突发事件,对我国公共安全治理和应急管理工作提出了一系列新的重要指导思想,形成了以总体国家安全观为指导、以人民安全为宗旨、强调居安思危和落实责任、注重防范和化解风险等一系列内涵丰富的新时代公共安全治理和应急管理思想(李雪峰,2019)。党的十九届五中全会强调"统筹发展和安全,建设更高水平的平安中国",提出全面建设社会主义现代化国家新阶段"建设更高水平的平安中国"的奋斗目标,把安全提到了与发展同等重要的地位,安全治理越来越成为社会治理的重要组成部分。

　　近几年来,我国经济社会的快速发展取得了令人瞩目的成就,但包括安全生产事故在内的突发公共安全事件频发也造成了较为严重的人员伤亡和财产损失。经过不断的努力,我国安全生产和应急管理水平不断提高,重特大安全生产事故得到有效遏制,安全生产总体形势平稳。但是我国正处于经济和社会转型期,生产力发展不均衡,安全生产基础薄弱,与经济高速发展的矛盾日益突出。安全生产事故总量过大及伤亡风险高;各类生产安全事故还造成了巨大的经济损失,中国工程院的研究报告表明,我国每年因各类事故造成的经济损失在 1 500 亿元以上(杜泽文,2013)。频发的安全生产事故给我国安全治理和应急管理工作带来了严峻的挑战,因此,防范化解重大灾害风险,确保经济社会安全有序发展,是推进国家治理体系和能力现代化的重要组成部分。而探究各类安全生产事故、灾害的内部逻辑,为安全生产和应急工作提供对应解决策略,对提升我国应急管理综合能力,保障公共安全具有重要意义。

二、突发公共安全事件机理分析

机理是指为实现某一特定功能，一定的系统结构中各要素的内在工作方式以及诸要素在一定环境条件下相互联系、相互作用的运行规则和原理。机理分析是指通过对系统内部原因（机理）的分析研究，从而找出其变化规律的一种科学研究方法。根据《中华人民共和国突发事件应对法》，突发事件则是指突然发生，造成或可能造成严重社会危害，需要采取应急处置措施予以应对的自然灾害、事故灾难、公共卫生事件、社会安全事件。对突发事件的机理进行分析，能进一步了解突发事件孕育的源头、发生的内部原因及发展衍化的运行规律等。对于突发事件的机理分析是科学开展应急工作的基础，掌握突发事件的内在机理，可以帮助我们在应急管理工作不同阶段找到相应的对策。机理分析包括一般性机理和专业性机理，一般性机理是针对所有突发事件的系统性、整体性的认知；突发事件的专业性机理是指突发事件在其各专业领域内的特殊性（周丹、陈安，2015）。

目前国内关于突发事件或公共安全的研究多集中于政策制定和管理对策方面，主要聚焦于风险外围的应急管理理论和相关的技术方法，基于风险自身发生发展及演化规律等研究较少（曹惠民，2020），而风险内部运行机制的探究对提升应急管理能力具有重要意义。研究者从突发事件的机理分析角度对突发事件的孕育、发生、发展、演化及衰退内部规律做了较为系统的研究，为我们研究突发事件的内在机理提供了系统的研究框架。在研究一般性突发事件的应急管理机理分析时，该方面的研究基于危机生命周期理论，选用突发事件发展"五阶段"作为机理分析框架，同时结合机理四层次，分析了突发事件在每一个生命周期的表现特征，建构了二维突发事件机理分析模型，即"4L-5S"模型，用来对突发事件进行多层次多阶段的机理分析（陈安，2020）：

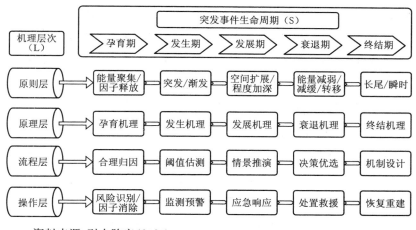

资料来源：引自陈安（2020）。

图1 突发事件"4L-5S"机理分析模型

该分析模型将危机事件的生命周期分为孕育期、发生期、发展期、衰退期以及终结期五阶段；机理分析层次分别为原则层、原理层、流程层、操作层四个层次，每个层次聚焦不同的内容。其中，原则层和原理层主要分析事件孕育、发生、发展的原因及规律，主要解决"是什么"的问题；流程层和操作层主要是决策处理的操作路径，聚焦的是"如何做"的问题。通过这种二维突发事件机理分析，能够更清晰地勾勒出突发事件发生的源头、情况、发展演化规律，为应急管理的应对准备及处置等工作提供依据。

本文将以兰州布鲁氏菌病（简称"布病"）感染事件为例，以突发事件"4L-5S"机理分析模型为基础，探索这一类的突发公共安全事件的内在机理及可行的应对路径。

三、兰州布鲁氏菌病感染事件多层次多阶段机理分析

（一）兰州布鲁氏菌病感染事件概况

2019年11月28日至29日，中国农业科学院兰州兽医研究所口蹄疫防控技术团队先后报告有4名学生布鲁氏菌病血清呈阳性。

接到报告后，兰州兽医研究所立即派人陪同学生前往医院诊治。事件发生后，国家卫生健康委、农业农村部和甘肃省、兰州市相关部门成立调查小组，关闭相关实验室并开展调查。同时，积极开辟绿色救治通道，对学生进行检查、诊治。截至 2019 年 12 月 7 日中午 12 时，已对兰州兽医研究所 317 名师生进行布鲁氏菌检测，其中 96 人血清呈阳性，无明显症状。2019 年 12 月 9 日，中国农科院下属单位哈尔滨兽医研究所也被曝有学生感染，有学生此前在兰州实习。2019 年 12 月 26 日晚，甘肃省卫生健康委员会官网发布了兰州兽医研究所发生布鲁氏菌抗体阳性事件的调查结果：经国家卫建委、农业农村部和甘肃省、兰州市相关部门组成的调查组调查，此次事件原因为 2019 年 7 月 24 日至 8 月 20 日，中牧兰州生物药厂在兽用布鲁氏菌疫苗生产过程中使用过期消毒剂，致使生产发酵罐废弃排放灭菌不彻底携带含菌发酵液的废气形成含菌气溶胶，生产时段该区域主风向为东南风，兰州兽医研究所处在中牧兰州生物药厂的下风向，人体吸入或黏膜接触产生抗体阳性，造成兰州兽医研究所发生布鲁氏菌抗体阳性事件。截至 2020 年 11 月 30 日，当地累计检测 79 357 人次，重复检测 10 786 人次，实际检测 68 571 人，经甘肃省疾控中心复核确认，抗体阳性人员 10 528 人。甘肃省卫建委将此次事件定性为一次意外的偶发事件，是短时间内出现的一次暴露。

（二）基于"4L-5S"机理模型的兰州"布病"事件内在机理分析

兰州布鲁氏菌病感染事件具有一定的特殊性，该事件发生的原因是由企业生产的违规行为所引发，从原因看属于安全生产事故范畴；但从引发的后果看造成了大规模的布鲁氏菌病感染，属于突发公共卫生事件，是由安全生产事故引起的突发公共卫生事件；而甘肃省卫建委又将其定性为一次意外的偶发事件，没有第一时间将其定性为突发公共卫生事件并进行快速有效处置，一定程度上错过了对事件有效控制的最佳时机。就本文的分析而言，这是一起由违规生产行为引发的突发公共卫生事件,其既遵从一般性突发事件机理分析,也有其自身的独特性。为此,本文将从"4L-5S"的机理分析模型出发,考察该事件的内在机理。

1. 兰州"布病"事件孕育期的内在机理

孕育期的一般机理为危害性的能量萌生聚集并与环境产生交互作用,孕育致灾因子产生灾害风险。结合兰州"布病"事件导致的公共卫生事件后果这一特殊性质,所以其又具有传染病孕育的特殊机理。现代医学认为,传染病是指由各种病原体引起的能在人与人、动物与动物之间或人与动物之间相互传播的一类疾病,其基本特点是病原体、传播性和流行性。传染病的流行必须具备三个要素:传染源、传播途径及易感人群(徐漪、沈建峰,2016)。感染是指病原体与人体之间相互作用的过程,病原体入侵机体,突破防御功能,生长、繁殖,引起病理生理变化,即事件孕育需要有病原体且病原体有机会与人体之间相互作用。兰州"布病"事件中,通过溯源,最终明确兰州生物药厂于 2019 年 7 月 24 日至 8 月 20 日,因违规操作导致携带含菌发酵液的废气形成含菌气溶胶,此时就出现了传染源或是病原体,且病原体不断地积累,又因为该厂处于上风口,使得病原体有机会与人体产生相互作用,最终进入了传染病的孕育期,即潜伏期。与一般的传染性疾病不同的是,该事件的传染病源头是由于企业生产的违规操作孕育而生,是可以规避的危机事件,即风险因子是可以消除的。

2. 兰州"布病"事件发生期的内在机理

发生机理是指某一隐患因素由量变到质变到达一定的临界点就会导致事件的发生,隐患可能是自然的,也可能是人为的,突发事件的发生分为突发和渐发两种类型(李季梅、陈安,2008)。陈安还提出了"灾难奇点"的概念,即存在风险因子、致灾先兆显露、触发因素出现共同作用下催生灾难奇点(陈安等,2019)。此次兰州"布病"事件中,持续 20 多天的含菌气溶胶暴露于空气之中,不断聚集形成了致灾因子;兽研所的 4 名学生布鲁氏菌血清学阳性意味着出现了致灾先兆,但是在事件刚发生时人们对于事件的原因、感染情况等并不掌握,因此属于突发性的。紧接着出现更多师生布鲁氏菌阳性的情况出现,就造成了突发公共卫生事件的发生。根据感染情况进一步扩大感染源头的查找并最终确定感染原因,据此可以初步判断感染的范围即处在兰州生物药厂周边的居民都存在感染风险。

3. 兰州"布病"事件发展期的内在机理

发展机理按照空间上的扩展和烈度上的增强进行区分,可以进一步细化为转化、蔓延、衍生、耦合四种类型(亓菁晶、陈安,2009)。公共卫生事件由于传播性广和危害的复杂性等特点,不但影响人们健康,更容易带来恐慌和不安,引爆社会舆论,影响社会稳定。此次事件因"布病"一般不会人传人,所以没有出现如新冠肺炎疫情一样的暴发和大流行,但是因该药厂离居民区较近,且有近一个月的时间暴露于含菌的空气中,布鲁氏菌抗体阳性的人员仍然表现出了一定程度的流行。从具体演化机理的四种类型角度来看,主要有如下表现:

转化是指一事件可能引发另一事件。此次兰州"布病"事件,因处置过程不当,如部分患者被多家医院确诊患有布鲁氏菌病,当他们汇报给兰州市卫建委后,却被认定为"抗体阳性,健康无损坏",甚至还提供了"健康证明"这一做法就引发了负面舆情,在事件发展的基础上又引发了舆情,这个时候就出现了转化。蔓延机理则表现为随着时间的发展,抗体呈阳性的人数在增加,最终是有一万多名,但是因"布病"一般不会人传人,所以不会出现大流行或暴发的情况。衍生机理主要是指因为应对某个事件采取的一些不当措施会造成另外一事件,且另一事件比前一事件还要严重。兰州"布病"事件中,持续了一年的时间才最终确诊抗体阳性人员 10 528 人,第一批补偿赔偿资金才拨付到专门账户,且过程中对于在其他医院确诊患病的患者不予承认,由于"布病"自身的特点,一旦错过了最佳治疗时间,导致进入慢性期,将对个人造成终生的影响,会造成更加严重的后果。耦合指两个或两个以上的事件叠加引发更严重的态势,虽然该事件中间因处置不当引发了负面舆情,但是负面舆情的影响范围及程度较小,没有使事件形势往更坏的方向发展。

4. 兰州"布病"事件衰退及终结期

兰州"布病"事件的衰退期不是一个节点,而是一个过程。当抗体阳性的人员不再增加,该事件就进入了衰退期。事件的终结应以所有人员的治愈或是所有赔偿到位为标志,此时,传染病不再对人们造成新的伤害,已有的伤害已明确并获得了相应的赔付和后续保障,才可以认定事件进入终结期。兰州"布病"事件中,抗体阳性人员基本不再有新增,因此可以判定已经进入衰退。但"布病"存在一定的潜伏期,且就相关赔付和后续保障工作也未达成一致,有部分感染者为保证后续的治疗及赔偿准备起诉涉事企业,该事件还未进入终结期。事件能否顺利终结有赖于该企业和政府对于事件的进一步处置方式。

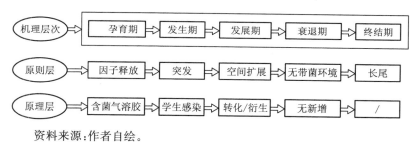

资料来源:作者自绘。

图 2　兰州"布病"事件机理分析

四、突发公共安全事件应对策略

上述基于突发事件的一般机理分析模型,并结合兰州"布病"事件的特殊性质,对兰州"布病"事件的孕育、发生发展及衰退终结机理进行了具体的分析,对该事件的发生与演化机理有了较为全面的了解。机理分析本身不是目的,而是通过对事件机理分析,剖析其发生发展过程的内外在影响因素,为公共安全的管理与应对提供具体的策略建议,以更有针对性、更系统地进行风险管理和应急处置等工作,提升应急管理工作的能力和水平。基于以上分析针对突发事件的孕育、发生发展及衰退终结不同阶段的内在机理提出相应的策略。孕育期是突发事件发生的源头,此阶段工作重点为源头治理,即针对风险引发的原因进行预防和控制,从根源上杜绝危机事件的发生。政府和企业应该根据各自的责任和职能从不同方面进行安全治理工作:政府要从城市建设和规划、外部监管和考核等方面增加安全治理投入;企业则要不断加强企业安全制度和文化建设。发生发展期是问题显现且影响程度不断加深的过程,相关责任主体的响应和处置情况直接决定了事态的发展状况。从操作层面看,该阶段要注重决策制定、应急响应及危机沟通三个方面的内容,决策制定要在信息收集的基础上进行情景推演,在可能的处置方案中选择最优策略以控制事态发展;日常工作中要重视预案的制定和演练,以便危机事件发生后能够快速有序地进行响应和处置;最后,危机沟通对于事态发展有重要影响,要重视内外部沟通。衰退终结期要在以人为本的原则下,最大限度地保护人民生命财产安全,始终把人放在第一位,并在事件结束后进行深入的总结与反思。应对策略框架如图 3 所示。

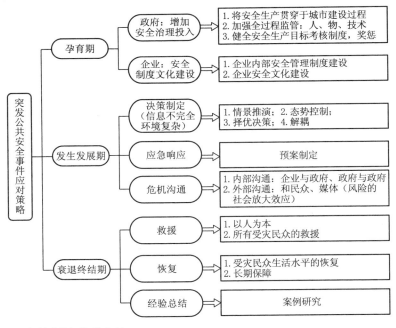

资料来源:作者自绘。

图 3 基于机理分析的突发公共安全事件应对策略框架

（一）加强风险孕育期的源头治理工作

古人云：防为上，救次之，戒为下。"海恩法则"也强调事故的发生是量的积累的结果，任何一起事故都是有原因和征兆的。这启示我们，从源头上减少风险的产生、削弱风险的影响具有重要意义。从突发事件的孕育机理及发生机理看，很多风险最初是可防可控的。事后的应急处置很重要，但是基于风险精准研究的源头治理和系统治理更为重要（曹惠民，2020）。此次兰州"布病"事件虽然导致的结果是公共卫生事件，但究其原因还是属于安全生产的范畴，这与近年来频发高发的企业生产安全事故具有同源性。因此，从安全生产事故孕育机理角度分析，政府和企业应该聚焦于风险因子识别与消除，可以从加强政府监管责任和企业安全生产责任两方面加以落实。

1. 加强政府安全生产监管

政府对于企业安全生产监管负有重要责任和作用，政府应不断增加安全治理投入，以发挥在企业安全生产监管中的主体作用。姜雅婷在安全生产治理委托—代理框架下，以地方政府安全生产治理成本函数、效用函数、经济增长函数等设计模型，得出结论随着地方政府安全治理努力程度的上升，安全生产治理效果会上升（姜雅婷，2018）。将政府安全治理努力程度进行操作化，可以从以下几个方面着手。一是应将安全生产问题贯穿于城乡规划布局、设计、建设、管理等全过程中。如此次引发"布病"事件的兰州生物药厂由于其企业自身的特殊性就存在病菌或病毒泄漏的风险，或是与之相似的具有环境污染的可能性的危化品生产等企业，从选址开始就应该合理规划，以最小化影响民众为原则合理设置；如果是因为城市的发展使其位置距居民区愈来愈近或位置不合理，应及时组织安排厂址搬迁等以最大限度规避风险。二是政府应加强对企业生产的全过程监管。目前对于企业的监管更多地集中于事前（准入门槛）和事后（产品质量）监管，对于过程监管的力度不够，但很多事故都是由于生产过程不规范造成的，所以加强对企业的安全生产过程监管尤为重要。过程监管可以从人、物、技术等方面考虑,人是指充分调动媒体和民众的监督,通过设置安全生产举报平台,建立奖励机制,鼓励全社会监督;物主要指监管机制设计,要加快建立健全多部门协作的安全监管制度,明确安全生产巡查制度;技术主要指监管方式,应立足新形势综合运用新技术新手段进行监管。三是继续完善现有以事故结果指标控制为核心的安全生产目标考核制度,强化安全管理目标,并配套以相应的激励和惩罚举措,完善考核机制,对违法违规行为加大惩处力度,加强企业安全生产规范和动力。

2. 加强企业安全制度和安全文化建设

从企业角度,一要加强企业内部安全生产制度建设,落实安全生产责任制。明确岗位责任、安全生产规范、隐患信息上报机制、安全检查内容和制度等,减少生产过程中各种隐患和人为风险,如违规操作、使用不符合规则的原材料等等。比如此次兰州"布病"事件,是否存在人为使用过期的消毒液问题? 因此,企业除加强内部管理外,还可通过增加对违规行为的惩处力度,提高违规成本和代价,以避免员工的机会主义行为。二是要加强企业安全文化的建设。首先是要深化安全教育培训,提高员工的安全意识和水平。"海恩法则"强调了人自身的素质和责任心的问题,在企业生产过程中,员工的行为对于生产安全有着直接的关系,所以要加强对员工的风险教育,形成良好的安全意识。其次是要建立广泛参与的安全监督渠道,安全生产问题关乎企业的每一个人,需要每一个成员的参与,可以通过建立企业内部的隐患举报奖励制度、邀请企业生产各环节的员工代表参与安全手册的编制等方式提升员工的参与度等。

(二)发生发展期的决策制定与危机沟通

发生发展期的内在机理对于应急管理工作的启示主要是基于信息收集的决策制定、应急响应工作的有序开展以及注重危机沟通的重要作用。

1. 基于信息收集的决策制定

有限理性理论认为对于具有选择特征的决策,由于信息的不完全(包括决策者记忆信息和外部环境信息)和人的认知局限,制约了对决策计算、替代性方案的设计,以及作出的决策可能会带来意料不到的后果(朱德米,2015)。由于突发事件的突然性特点,在灾害事故初期,对问题的原因、情况、影响及可能后果等会缺乏必要的信息,因此全面且清楚的信息获得对于作出科学判断和决策具有重要意义。因此,应建立明确的企业—直接主管单位—上级政府的信息上报路径和要求,以掌握全面准确的信息进行基于特定情景的事件发生及可能后果的预测模拟,对于事件可能影响的人员、持续时间、影响范围等作出估测,并基于此对预警内容等作出科学的决策。此外,耦合会导致态势加剧,如果在突发事件发生发展过程中出现了两个或两个以上的事件耦合,应当迅速行动,先处理较为容易解决或是造成后果极为严重的事件进行解耦,以防止事态恶化到不可控的地步。

2. 编制有效的应急预案

凡事预则立不预则废。建立有针对性的应急预案,以保障事故发生后应急响应行动可以有序地进行。突发事件虽事发突然,但是仍然有一定的规律可循,预案制定的过程就是根据不同事故灾难的一般规律对事故发生过程的一次情景模拟预演,结合具体情况和规律性特征推导出可能的结果,并明确每一步骤应该采取的具体措施,对于紧急状态下的应急行动具有重要意义。所以,各企业或政府单位应结合企业或辖区实际情况,在风险评估的基础上针对具体风险隐患,运用基于情景构建的方法进行预案制定,对灾害发生原因、影响人员、影响范围、扩散方向、应急处置人员、处置步骤等进行规定,以保证在突发情况下应急响应工作有据可依。由于突发事件具有高度的不确定性和复杂性,有些安全问题超出认知范围,因此企业安全管理人员需要对风险隐患、征兆具有高度敏感性,按照预先制定的流程,进行快速有效地处置,以防止小的安全事件演化为大的公共安全事件。

3. 注重危机中的内外部沟通

内部沟通主要指政府各职能部门、涉事企业等内部的信息传递与分享,内部沟通可以帮助更快地复原事情全貌,多方联动更有效地进行处置;外部沟通则是指政府与公众的沟通,尤其是与受灾民众的沟通,这对于危机事件的处理十分重要。风险的社会放大效应认为风险事件与心理的、社会的、制度的和文化的过程之间的相互作用会增强或减弱公众的风险感知度并形塑风险行为(张志安、冉桢,2020),风险信息的缺失、媒体报道等都会引发风险的放大。所以,如果在危机事件中政府没有和民众进行良性的互动与沟通,不倾听民众声音和诉求,相关部门拒绝提供信息或是保持沉默等,很可能引发负面舆情,负面舆情与事件本身叠加,会使得风险被放大造成更严重的后果。因此,政府要在充分关注危机事件下的舆情以了解公众特别是受灾民众需求的基础上,积极回应民众诉求,及时将最新信息告知民众;并要与媒体保持良好的合作,通过召开新闻发布会、专访等形式,让媒体了解事件情况及进展,以确保媒体传达准确信息。

(三)衰退及终结期的救援与恢复工作

突发事件的终结一般都不是瞬时的,而是需要一个较长的恢复过程才能最终走向结束,而救援恢复工作的有序开展对于突发事件能否顺利结束具有重要意义。首先,在救援工作中,要始终坚持以人为本的原则,将人民群众的生命安全放在第一位,最大限度地保护人民群众的利益,要保证所有受灾民众都得到救助。其次,在灾后的恢复工作中,要尽可能地确保受灾群众恢复到受灾前的生活水平,对于需进行长期保障的群体,应该通过合同签订、政府主导等形式加大保障的可信度。最后,要对事件进行复盘,并撰写案例研究报告,从整个事件发展的时间线着手,系统梳理事件的应急处置过程,对于每个环节的得失进行深入的反思与总结,加强危机后的学习,并在此基础上对应急管理工作提出改进建议,以为之后公共安全的预防控制及应急处置等提供经验教训。

五、结　语

突发公共安全事件是我国公共安全治理的重要内容。随着全球化、后工业化的发展,社会面临着越来越多的风险和不确定性,对社会安全治理能力提出了更高的要求。探索新形势下风险不确定性中蕴含的一般规律并在此基础上提出应对策略是公共安全研究的重要命题。本文针对各类突发公共安全事件,以突发事件的全生命周期为切入点,深入分析其孕育、发生发展及衰退终结的内在机理,总结出危机事件或灾害风险发生的内在规律及逻辑,为完善公共安全治理体系、防范化解重大风险,确保经济社会行稳致远提供思路和方法。

参考文献

[1] 李雪峰.应急管理体系改革的风险、原则与方法[J].劳动保护,2019(01):10—13+4.

[2] 杜泽文.企业安全生产应急能力量化及其管理对策研究[D].哈尔滨:哈尔滨工程大学,2013.

[3] 周丹,陈安.突发事件机理分析与公共安全标准化——以韩国 MERS 疫情为例[J].标准科学,2015(S1):49—53.

[4] 曹惠民.治理现代化视角下的城市公共安全风险治理研究[J].湖北大学学报(哲学社会科学版),2020,47(01):146—157.

[5] 陈安.跨域突发公共卫生事件机理分析与应对机制设计[J].四川大学学报(哲学社会科学版),2020(04):5—15.

[6] 徐漪,沈建峰.网络集群非理性行为的传导与防控——基于传染病流行机理的研究[J].产业与科技论坛,2016,15(10):40—42.

[7] 李季梅,陈安.社区突发事件的机理与应对机制[J].现代物业,2008(07):23—25.

[8] 陈安,周丹,师钰.突发事件机理分析与现代应急管理全生命周期建设[J].中国经济报告,2019(04):122—130.

[9] 亓菁晶,陈安.突发事件与应急管理的机理体系[J].中国科学院院刊,2009,24(05):496—503.

[10] 曹惠民.治理现代化视角下的城市公共安全风险治理研究[J].湖北大学学报(哲学社会科学版),2020,47(01):146—157.

[11] 姜雅婷.安全生产目标考核制度的治理效果研究[D].兰州:兰州大学,2018.

[12] 朱德米.决策与风险源:社会稳定源头治理之关键[J].公共管理学报,2015,12(01):137—144+159—160.

[13] 张志安,冉桢."风险的社会放大"视角下危机事件的风险沟通研究——以新冠疫情中的政府新闻发布为例[J].新闻界,2020(06):12—19.

健康行为与食品安全

我国东部大学生不健康饮食行为的影响因素分析

——来自杭州市的证据

黄宏鑫　　孙艳香

[摘要]　为调查我国东部大学生不健康饮食行为现状,以及个人、家庭、学校、社会等因素对其不健康饮食行为的影响,并为开展大学生营养教育、营造健康支持环境提供依据,本文选取杭州市本科在校大学生作为研究对象,采用问卷调查、卡方分析和多元回归分析方法,讨论不健康饮食行为总体水平,以及各种因素对不健康饮食行为发生率的影响程度。本次调查共发放问卷 360 份,回收有效问卷 349 份,有效回收率 96.9%。80.0% 的学生有不健康饮食行为,其中 93.0% 健康食物摄入量不足,71.3% 不健康食物摄入过量,进餐规律差报告率为 94.0%,76.8% 具备不良饮食习惯。大学生不健康饮食行为的发生与年级、体型认知、同伴的健康意识、屏幕使用时间均有关;其中低年级、对体重更不满意是大学生发生不健康饮食行为的保护因素(OR 值均<0.9);屏幕使用时间更长、同伴健康意识更弱是大学生发生不健康饮食行为的危险因素(OR 值均

[作者简介]孙艳香,浙江中医药大学人文与管理学院副教授,博士,研究方向为健康经济学、卫生政策;黄宏鑫,浙江中医药大学人文与管理学院在读,研究方向为健康服务与管理。

＞1.3）。鉴于我国东部大学生不健康饮食行为高发,其不健康饮食行为受多重的个人与环境因素综合影响,笔者认为创造一个健康支持环境对培养良好饮食习惯有很大作用,可以在一定程度上限制大学生随心所欲的饮食方式。

[关键词] 大学生;饮食行为;健康促进

[中图分类号] R151.4＋1 **[文献标识码]** A

一、引　言

2017 年全球疾病负担研究指出,中国 30％的死亡与不合理的饮食行为有关,高于全球平均水平（22％）;中国因为饮食结构问题造成的心血管疾病死亡率、癌症死亡率都是世界大国中的第一名[1]。饮食不合理不但对人们的健康造成负面影响,甚至可能增加死亡风险。而大学生正处于从青春期过渡到成年期的特殊时期,在青春期形成的饮食习惯将持续不断影响着终生健康。在成为大学生之前,他们大多生活在父母的控制和保护之下,但进入大学后,他们的生活变得多样且不规律,且面临着人生第一个自主作出饮食选择和营养实践的机会。因此,他们的饮食生活通常会发生很大的变化。不幸的是,大多数 20 多岁的年轻人,包括大学生,对健康问题不是很感兴趣,且意识不到每天通过均衡饮食保持健康的重要性。该阶段的饮食行为可能产生很多负面的影响并持续影响大学生未来的生活,而他们的饮食行为直接体现我国高素质人群的营养素养水平,同时影响着个人、家庭和社会的健康。综上所述,通过实施一定的干预措施来改善大学生营养状况势在必行。

2017 年国务院办公厅发布了《关于印发国民营养计划（2017—2030 年）的通知（国办发〔2017〕60 号）》[2]（以下简称"《计划》"）,指导思想是坚持以人民健康为中心,以普及营养健康知识、优化营养健康服务、完善营养健康制度、建设营养健康环境、发展营养健康产业为重点。《计划》确定的六项重要行动之一是学生营养改善行动。

但各地出台针对学生的国民营养改善方案中,往往只重视中小学和幼儿园的膳食指导与营养监测而忽视了对大学生群体的关注。国内外学者在大学生不健康饮食行为研究领域逐步开展了一些研究,其中,关于影响大学生饮食因素的已有研究资料主要分为四个层面,分别是:个人特质、个体行为特征、社会家庭和人际网络以及学习生活条件。在个人特质方面,谭维维等[3](2018)针对南通市大学生的探究结果显示,学生不健康饮食行为的发生与性别、年级均有关。在个体行为特征方面,Sameer Deshpande 等[4](2009)通过健康信念模型对加拿大大学生饮食习惯影响因素进行研究,发现感知的严重程度和健康饮食的功效对大学生的饮食习惯具有显著影响,且存在性别差异。在社会家庭和人际网络方面,Ester FC Sleddens 等[5](2015)的综述表明,社会文化环境,如家族性的影响是年轻人水果、蔬菜摄入量和零食消费超过 75% 的显著因素。父母作为家庭食品供应的守门员,可以通过使用特定的食物育儿习惯(即针对特定环境的育儿行为,包括鼓励食物多样化和控制孩子摄入不健康的产品)来影响孩子的饮食行为。在学生离家之后,这些影响仍持续发挥作用。在学习生活条件方面,李利青等[6](2014)研究结果显示,营养的健康教育能显著改善大学生的不良饮食习惯,促进良好的饮食习惯。

目前国内大多数关于饮食行为的调查大多聚焦于健康行为中的饮食部分,尚未全面覆盖导致大学生健康问题的饮食风险,或未对某些决定因素进行广泛研究和系统审查。缺乏精心设计的研究通常是造成证据不足的主要原因,因此,现阶段需要将不健康饮食行为的关键内容聚焦于经过充分研究的决定因素以及尝试探索尚未充分论证却可能有意义的影响因素。因此,本文以杭州市本科在校大学生为研究对象,试图在归纳总结以往关于青少年不健康饮食行为现状及影响因素的基础上,利用结合大学生特点改编的经典膳食评价工具,系统探究影响大学生不健康饮食行为的关键因素,提出有效的行为改变措施和预防策略,为指导、干预和促进大学生健康饮食、营造健康支持环境提供依据。

二、研究对象与方法

（一）研究对象

杭州市在校本科大学生。

（二）研究方法

1. 抽样方法

采用多阶段分层整群随机抽样调查总体情况：随机抽取杭州市省属 6 所高校，每个学校随机抽取一个学院，每个学院在各年级随机抽取 2 个班，抽中的班级同学为研究对象。

2. 调查方法

采用何宇纳等人编制的《中国膳食平衡指数的修订：DBI＿16》[7] 与《青少年健康相关行为调查问卷》为基础，结合大学生特点对一般资料进行修改后使用。以班级为单位，由经过培训的调查员说明调查目的、意义和填写方法，调查对象以匿名的方式独立完成后回收。

3. 判断标准

具备不健康饮食行为的判断标准：为评估不健康饮食行为而确定的关键领域包括健康食物摄入、不健康食物摄入、进餐规律性与饮食习惯等统计数据，不健康饮食行为总分 84 分，得分 25 及以上饮食行为调查内容的调查对象视为具备不健康饮食行为。健康食物摄入方面有 10 题，共 42 分，达到 12 分者视为健康食物摄入不足；不健康食物摄入方面有 6 题，共 22 分，达到 8 分者视为不健康食物摄入过量；进餐规律性方面有 4 题，共 14 分，达到 3 分者视为进餐规律性差；饮食习惯方面有 4 题，共 12 分，达到 2 分者视为具备不良饮食习惯。

（三）统计分析

采用 IBM statistics SPSS 25 统计软件进行分析。各组间比较采用交叉表、多元回归分析,讨论不健康饮食行为总体水平,以及各种因素对不健康饮食行为发生率的影响程度。

三、分 析 结 果

(一)因子分析

研究利用因子分析对大学生不健康饮食行为的影响因素进行分析,目的在于探究各个因素之间是否存在相关性,进而归纳出具有代表性的共性因素,增强变量的解释力。对问卷中与不健康饮食行为相关的十四个问题进行因子分析,得出以下结果:

表 1　KMO 和 Bartlett 的检验

样本中取样足够度的 Kaiser-Meyer-Olkin 度量		0.721
Bartlett 的球形度检验	近似卡方	667.232
	自由度	91
	显著性	0.000

表 1 显示,KMO 为 0.721,适合作因子分析;Bartlett 球形检验的 Sig.=0.000,通过了显著性检验,说明各个变量对应的问卷题项能够很好地反映该变量。

(二)一般情况

本次调查共发放问卷 360 份,回收有效问卷 349 份,有效回收率 96.9%。男生 130 人(37.2%),女生 219 人(62.8%);高年级 174 人(50%),低年级 175 人(50%);户籍农村 162 人(46.4%),城镇 187 人(53.6%);医学专业 66 人(18.9%),非医学专业 283 人(81.1%);BMI 正常者 251 人(71.9%),偏瘦者 32 人(9.1%),超重者 66 人(18.9%)。

80.0%的学生有不健康饮食行为,其中 93.0%健康食物摄入量不足,71.3%不健康食物摄入过量,进餐规律差报告率为 94.0%,

76.8%未养成良好的饮食习惯。

其中,在进餐规律性方面,55.67%饮食地点不规律,51.9%三餐未能按时规律进食,41.3%挑食偏食,42.7%零食(包括水果)代替正餐。在饮食习惯方面,52.1%口味嗜咸/嗜甜/嗜油腻,59.9%喜食生硬食物或烫食,39.5%进餐时看电子屏幕,10.9%边走路边进餐一周超过三次。

(三)卡方分析

1. 个人特质

(1)性别因素。

过去1周内,不健康食物摄入过量、三餐不规律、挑食偏食、口味较重的报告率男生均高于女生,但边看电子屏幕边进餐的报告率女生高于男生,差异均有统计学意义(P值均<0.01)。见表2。

表2　不同性别学生不健康饮食行为调查结果[n(%)]

不健康饮食行为	男 (n=130)	女 (n=219)	χ^2 值	P 值
健康食物摄入不足	92(90.2)	139(60.2)	6.242	<0.01
不健康食物摄入过量	82(80.4)	167(72.3)	0.693	0.626
饮食地点不规律	31(30.4)	87(37.7)	2.933	0.087
饮食时间不规律	68(66.7)	113(48.9)	16.322	<0.01
挑食偏食	56(54.9)	88(38.1)	28.322	<0.01
零食(包括水果)代替正餐	50(49.0)	99(42.9)	1.516	0.218
口味重	56(54.9)	88(38.1)	12.416	<0.01
喜食生冷硬烫	11(10.8)	27(11.7)	1.257	0.262
边看屏幕边进餐	36(35.2)	102(44.2)	12.82	<0.01
边走路边进餐	11(10.8)	27(11.7)	1.257	0.262

(2)BMI。

体重过低和过高的大学生的饮食行为表现均较差;女性中偏瘦的比重较大(BMI<18.5 的占 13.7%),其饮食行为的得分最低,男性中偏胖的比重较大(BMI>25 的占 26.1%),其饮食行为的得分最低。差异均有统计学意义(P值均<0.05)。见表3。

表3 不同体重学生不健康饮食行为调查结果[n(%)]

不健康饮食行为	体重偏瘦 (n=32)	正常 (n=251)	体重偏胖 (n=66)	χ^2 值	P 值
健康食物摄入不足	19(59.4)	156(62.2)	56(84.8)	9.93	<0.01
不健康食物摄入过量	24(75.0)	176(70.1)	50(75.8)	1.161	0.566
饮食地点不规律	20(62.5)	87(34.7)	11(16.7)	1.865	0.394
饮食时间不规律	16(50.0)	117(46.6)	49(74.2)	16.051	<0.01
挑食偏食	19(59.4)	99(39.4)	26(39.4)	4.770	0.092
零食(包括水果)代替正餐	15(46.9)	99(39.4)	35(53.0)	4.196	0.123
口味重	20(62.5)	166(66.1)	23(34.8)	21.319	<0.01
喜食生冷硬烫	16(50.0)	119(47.4)	46(69.7)	10.339	<0.01
边看屏幕边进餐	19(59.4)	110(43.8)	9(13.6)	25.723	<0.01
边走路边进餐	9(28.1)	28(11.2)	1(1.5)	15.356	<0.01

2. 个体的行为特征

（1）网络健康信息浏览情况。

经常浏览网络健康信息的学生，其不健康食物摄入过量、饮食时间不规律、偏食挑食、零食（包括水果）代替正餐、口味重、边看屏幕边进餐的发生率均低于其他学生。差异均有统计学意义（P 值均 <0.05）。见表4。

表4 不同浏览网络健康信息频率学生不健康饮食行为调查结果[n(%)]

	经常浏览网络健康信息 (n=104)	偶尔浏览网络健康信息 (n=226)	从不浏览网络健康信息 (n=19)	χ^2 值	P 值
健康食物摄入不足	65(62.5)	153(67.7)	13(68.4)	0.531	0.767
不健康食物摄入过量	51(49.0)	184(81.4)	14(73.7)	36.577	<0.01
饮食地点不规律	45(43.3)	69(30.5)	4(21.1)	7.118	7.236
饮食时间不规律	36(34.6)	132(58.4)	13(68.4)	18.356	<0.01
挑食偏食	25(24.0)	110(48.7)	9(47.4)	18.143	<0.01
零食(包括水果)代替正餐	33(31.7)	108(47.8)	8(42.1)	7.508	<0.05
口味重	22(21.2)	151(66.8)	9(47.4)	59.691	<0.01
喜食生冷硬烫	62(59.6)	137(60.6)	10(52.6)	0.470	0.804
边看屏幕边进餐	38(36.5)	89(43.0)	11(57.9)	6.567	<0.05
边走路边进餐	9(8.7)	25(11.1)	4(21.1)	2.565	0.277

（2）屏幕使用时间情况。

每日屏幕使用时间超过 6 小时的学生,其健康食物摄入不足、不健康食物摄入过量、饮食时间不规律、偏食挑食、零食(包括水果)代替正餐、口味重的发生率均高于其他学生。差异均有统计学意义(P 值均<0.05)。见表 5。

表 5 不同屏幕使用时间学生不健康饮食行为调查结果[n(%)]

不健康饮食行为	屏幕使用时间<4 小时(n=84)	屏幕使用时间4—6 小时(n=112)	屏幕使用时间>6 小时(n=153)	χ^2 值	P 值
健康食物摄入不足	52(61.9)	68(69.7)	111(72.5)	7.735	<0.05
不健康食物摄入过量	34(40.5)	92(80.1)	123(82.4)	51.667	<0.01
饮食地点不规律	29(34.5)	39(34.8)	50(32.7)	5.711	0.058
饮食时间不规律	25(29.8)	64(57.1)	92(60.1)	21.875	<0.01
挑食偏食	17(20.2)	50(44.6)	77(50.3)	21.035	<0.01
零食(包括水果)代替正餐	24(28.6)	45(40.2)	80(52.3)	12.893	<0.01
口味重	18(21.4)	49(43.75)	71(46.4)	42.681	<0.01
喜食生冷硬烫	48(57.1)	62(55.4)	99(64.7)	2.699	0.259
边看屏幕边进餐	29(34.5)	38(33.9)	71(46.4)	5.376	0.068
边走路边进餐	5(6.0)	13(11.6)	20(13.1)	2.291	0.232

3. 社会、家庭和人际网络

（1）家人健康意识。

家庭中负责一日三餐者(表格中简称家长)的健康意识较弱的学生,健康食物摄入不足、不健康食物摄入过量、饮食地点不规律、饮食时间不规律、挑食偏食、零食(包括水果)代替正餐、口味重、喜食生冷硬烫、边看屏幕边进餐的发生率均高于其他学生。差异均有统计学意义(P 值均<0.05)。见表 6。

（2）同伴健康意识。

一同进食的伙伴(表格中简称同伴)的健康意识较强的学生,健康食物摄入不足、饮食时间不规律、口味重、喜食生冷硬烫、边看屏

表6　家长不同健康意识学生不健康饮食行为调查结果[n(%)]

不健康饮食行为	家长的健康意识较强(n=165)	家长的健康意识一般(n=89)	家长的健康意识较弱(n=95)	χ^2 值	P 值
健康食物摄入不足	102(61.8)	53(59.6)	76(80.0)	16.394	<0.01
不健康食物摄入过量	95(57.6)	67(75.3)	87(91.6)	35.544	<0.01
饮食地点不规律	68(41.2)	42(47.2)	80(84.2)	7.324	<0.05
饮食时间不规律	69(41.8)	43(48.3)	70(73.7)	25.343	<0.01
挑食偏食	58(35.2)	35(39.3)	51(53.7)	8.392	<0.01
零食(包括水果)代替正餐	56(33.9)	37(41.6)	56(58.9)	15.385	<0.01
口味重	104(63.0)	59(66.3)	75(78.9)	7.398	<0.05
喜食生冷硬烫	57(34.5)	48(53.9)	76(80.0)	50.344	<0.01
边看屏幕边进餐	75(45.5)	49(55.1)	64(67.4)	35.395	<0.01
边走路边进餐	16(9.7)	13(14.6)	9(9.5)	1.793	0.439

幕边进餐的发生率下降。差异均有统计学意义(P 值均<0.05)。见表 7。

表7　同伴不同意识学生不健康饮食行为调查结果[n(%)]

不健康饮食行为	同伴的健康意识较强(n=98)	同伴的健康意识一般(n=102)	同伴的健康意识较弱(n=149)	χ^2 值	P 值
健康食物摄入不足	53(54.1)	55(53.9)	121(81.2)	25.732	<0.01
不健康食物摄入过量	65(66.3)	74(72.5)	110(73.8)	1.729	0.421
饮食地点不规律	32(32.7)	53(52.0)	33(22.1)	1.585	0.453
饮食时间不规律	39(40.0)	43(42.2)	90(60.4)	8.330	<0.05
挑食偏食	43(43.9)	37(36.3)	64(43.0)	1.499	0.438
零食(包括水果)代替正餐	36(36.7)	45(44.1)	68(45.6)	2.035	0.352
口味重	38(39.2)	77(75.5)	73(49.0)	17.702	<0.01
喜食生冷硬烫	44(44.9)	46(45.1)	91(61.1)	8.838	<0.01
边看屏幕边进餐	42(42.9)	59(57.8)	67(45.0)	28.227	<0.01
边走路边进餐	15(15.3)	12(11.8)	11(7.4)	3.939	0.230

4. 学习生活条件——食堂环境

所在学校的食堂方便获取健康食物的大学生,发生健康食物摄入不足、饮食地点不规律、饮食时间不规律、口味重、喜食生冷硬烫、边看屏幕边进餐的行为降低。差异均有统计学意义(P 值均<0.05)。见表 8。

表 8 不同食堂环境学生不健康饮食行为调查结果[n(%)]

不健康饮食行为	食堂方便获取健康食物(n=46)	食堂不方便获取健康食物(n=303)	χ^2 值	P 值
健康食物摄入不足	20(9.4)	211(69.6)	15.213	<0.01
不健康食物摄入过量	34(73.9)	215(71.0)	0.171	0.679
饮食地点不规律	30(14.1)	88(29.0)	4.350	<0.05
饮食时间不规律	13(6.1)	168(55.4)	11.830	<0.01
挑食偏食	15(32.6)	129(42.6)	1.639	0.201
零食(包括水果)代替正餐	15(32.6)	134(44.2)	2.202	0.138
口味重	15(7.0)	167(55.1)	8.107	<0.01
喜食生冷硬烫	41(89.1)	168(55.4)	18.863	<0.01
边看屏幕边进餐	33(15.5)	105(34.7)	22.976	<0.01
边走路边进餐	8(3.8)	30(9.9)	2.309	0.129

(四)多因素分析

以是否具有不健康饮食行为作为因变量,由单因素分析有统计学意义变量进入多因素非条件 logistic 分析。结果显示:大学生不健康饮食行为的发生与年级、体型认知、同伴的健康意识、屏幕使用时间均有关;其中低年级、对体重更不满意是大学生发生不健康饮食行为的保护因素(OR 值均<0.9);屏幕使用时间更长、同伴健康意识更弱是大学生发生不健康饮食行为的危险因素(OR 值均>1.3)。见表 9。

表9 学生不健康饮食行为的多因素非条件 logistic 分析

因素	β	SE	Wald 值	P 值	OR 值	95%CI 下限	95%CI 上限
参加过选修课(是/否)	0.093	0.313	0.089	0.766	1.098	0.595	2.026
浏览网络信息(频繁/偶尔/从不)	−0.273	0.288	0.900	0.343	0.761	0.433	1.338
屏幕(<4小时/4—6小时/>6小时)	0.450	0.201	5.025	0.025	1.568	1.058	2.322
专业(医学/非医学)	0.500	0.341	2.149	0.143	1.648	0.845	3.215
BMI(超重/正常/过低)	0.266	0.282	0.886	0.347	1.304	0.750	2.268
家长健康意思(强/一般/弱)	0.182	0.183	0.994	0.319	1.200	0.839	1.717
同伴健康意识(强/一般/弱)	0.414	0.169	6.007	0.014	1.513	1.086	2.106
食堂获取健康食物(方便/不方便)	0.982	0.383	6.594	0.010	2.671	1.262	5.653
具备营养知识(是/否)	−0.505	0.419	1.457	0.227	0.603	0.265	1.371
性别(男/女)	0.264	0.295	0.803	0.370	1.302	0.731	2.319
年级(高年级/低年级)	−0.678	0.274	6.135	0.013	0.508	0.297	0.868
户籍(城镇/农村)	−0.010	0.270	0.001	0.969	0.990	0.583	1.679
认为自己的体重(正常/不正常)	−0.636	0.284	5.000	0.025	0.530	0.303	0.925

四、讨　　论

本次调查结果显示,80.0%的学生有不健康饮食行为,其中93.0%健康食物摄入量不足,71.3%不健康食物摄入过量,进餐规律差报告率为94.0%,76.8%未养成良好的饮食习惯,说明大学生的膳食结构不合理、营养不平衡的现象较为严重。在进餐规律性方面,55.67%饮食地点不规律,51.9%三餐未能按时规律进食,41.3%挑食偏食,42.7%零食(包括水果)代替正餐。在饮食习惯方面,52.1%口味嗜咸/嗜甜/嗜油腻,59.9%喜食生硬食物或烫食,39.5%进餐时看电子屏幕,10.9%边走路边进餐一周超过三次,说明大学生有明显的进餐规律性差、不良饮食习惯等问题。

多因素logistics回归分析中,大学生不健康饮食行为的发生与年级、体型认知、同伴的健康意识、屏幕使用时间均有关;其中低年级、对体重更不满意是大学生发生不健康饮食行为的保护因素,说明低年级大学生饮食习惯好于高年级,学校的营养宣教应偏重于高年级。马洁等人[8](2019)的调查显示,51.76%的青少年存在体重认知偏移,消瘦青少年中有8.04%认为体重偏重或很重,正常青少年中有37.64%认为体重偏重或很重,但超重和肥胖学生中分别有16.91%、26.77%没有正确认知自己的体重状况。对体重更不满意促进了健康饮食行为,而体重本身与大学生的饮食行为无明显差异,原因可能是当代大学生对体型的要求受目前主流意识形态所塑造的制约比以往更加强烈,因而对健康饮食的投入也比对自己体重满意的同学更多。屏幕使用时间更长是大学生发生不健康饮食行为的危险因素,这一结果与Ester FC Sleddens等人[5](2015)一致,屏幕使用时间与不健康食物摄入呈正相关,与健康食物摄取呈负相关,原因可能是连续使用屏幕使年轻人暴露于不健康的食品和饮料广告中,这些广告描绘的主要是不健康的食物,如高脂肪、高盐和高糖等。久坐不动也可以导致不健康饮食行为,原因是久坐行为不但为消耗高热量食物提供了环境,而且破坏了对合理饮食的提示。共同进餐的同伴的健康意识对大学生的营养饮食呈正相关,大部分大学生住校,脱离了长辈的监管,但家庭在塑造年轻人的饮食行为后起到的作用是持续性的,而同伴关系和社交规范在此阶段显现出更加强劲的影响[9]。Yamashiro Jeremy K 等人[10](2020)通过实验证明,人们倾向于夸大自己所在群体的历史影响力(群体膨胀),在大学生群体中,同伴健康意识更弱通常会使大学生采取消极的饮食行为,原因是他们的想法很大程度上会受同伴的影响,如果大学生夸大地认为群体中其他成员的不健康饮食行为普遍存在,那么他们自己也会不可避免地加重自己的不健康饮食行为。

五、对 策 建 议

目前大学生对健康饮食表现出低认知率、高改变欲的特点,而影响饮食的因素也涉及个人和社会等多个方面。现阶段,很少有营养和体重相关的干预措施适合年轻人的需求,因此,需要充分研究该阶段影响其饮食行为的因素。我国大学生有关营养、饮食的知识主要来自书本网络[11],特别是体重异常的学生更加期望得到相关专家的正确指导,故对其进行全面的、正确的健康教育尤为重要。有效的行为干预措施和预防策略往往需要科学的理论框架依据作为支撑,找到重要的薄弱环节来进行针对性的干预。根据以上假设检验与分析结果,本文通过调查研究验证的关键影响因素、国外健康行为促进策略以及结合我国大学生营养状况与饮食行为情境,建议我国的公共卫生政策可以从以下几个方面进行优化。

(一)改善供给端营养支持环境

传统的饮食建议,如控制油、盐、糖等,都把焦点放在减少不健康食物摄入量上,但健康食物摄入不足并未比不健康食物摄入过量对导致疾病和死亡的危害更少。House 等人[12](2006)的调查报告显示,大学生认为健康饮食有助于提供健康的外表(在体重、皮肤、体格等方面),提供积极的感觉并预防疾病;而口味、时间是否宽裕、便利和预算则会按顺序影响学生的饮食习惯,成为健康饮食的障碍,并且这些障碍比健康饮食的收益更具有影响力,这提示在营养干预活动中,应实施策略降低健康食物的获取成本和负担,同时增加不健康食物获取难度,优化食堂和餐厅的就餐体验。在这个过程中,大学生仍有选择食物的权利,但身边的环境将在一定程度上抑制不健康饮食的冲动。

(二) 加强需求端营养教育

调查显示,所在学校开展过健康饮食选修课或宣传活动的大学生,不健康食物摄入过量、饮食时间不规律、挑食偏食、零食(包括水果)代替正餐、喜食生冷硬烫的发生率下降。因此,在大学教育中应该引入营养教育科目,可以有效地保障大学生身体健康。Vicki G. Morwitz 等人[13] (2004)研究证明,如果人们被问及他们的行为倾向,他们最终会愿意按照自己所回答的结果去行事;进一步询问他们行动时间和行动方式,则会加大行为效果。因此,在营养教育活动中,创造健康饮食行为的暗示和提示,同时消除健康饮食行为的障碍,或许比强迫大学生选择健康饮食方式(如禁止外卖等)更能促进健康行为的形成。此外,应注重针对完整的群体进行行为转变可以改变大学生团体规范和准则,提高饮食干预的效果,促进社会支持。

(三) 丰富营养科普宣传维度

健康饮食是当今社会的热门话题,然而尽管大多数年轻的大学生知晓健康饮食具有显著的健康益处,但大多数人的饮食行为却极难改变[14]。不良的饮食习惯与缺乏运动的结合几乎已超过吸烟成为过早死亡的主要原因,而已有研究发现,向公众提供营养饮食宣传活动可以增加人们采取更健康的饮食习惯的意愿,最终促进个人将意图转化为行动[15]。政府应当与学校、媒体等进行多方联动,搭建科普教育平台,推动健康饮食知识在社会上的传播普及,尤其是青少年人群。比如举办专门的健康美食节、推出健康食谱编写竞赛活动、制定健康饮食教育材料、推动营养宣传网站建设等,使大学生深入感受健康饮食的概念并强化对改善饮食行为的信心。

参考文献

[1] GBD 2017 Diet Collaborators. Health Effects of Dietary Risks in 195 Countries, 1990—2017: a Systematic Analysis for the Global Burden of Disease Study 2017[J]. Lancet, 2019(393): 1958—72, Published Online April 3, 2019.

[2] 国务院办公厅国办发[2017]60 号国民营养计划(2017—2030 年)营养学报,2017, 39(04), 315—320.

[3] 谭维维,许诚,黄建萍,安娜.南通市青少年学生不健康饮食行为及其影响因素[J].江苏预防医学,2018, 29(04):474—476.

[4] Sameer Deshpande, Michael D. Basil & Debra Z. Basil. Factors Influencing Healthy Eating Habits Among College Students: An Application of the Health Belief Model[J]. Health Marketing Quarterly, 2009, 26(2):145—164.

[5] Ester FC Sleddens, Willemieke Kroeze, Leonie FM Kohl, Laura M Bolten, Elizabeth Velema, Pam J Kaspers, Johannes Brug and Stef PJ Kremers. Determinants of Dietary Behavior among Youth: An Umbrella Review[J]. International Journal of Behavioral Nutrition and Physical Activity, 2015(12):7.

[6] 李利青.营养健康教育对促进大学生形成良好饮食习惯的效果评价[J].大家健康(学术版),2014, 8(18):25—26.

[7] 何宇纳,房玥晖,夏娟.中国膳食平衡指数的修订:DBI__16[J].营养学报,2018, 40(06):526—530.

[8] 马洁,江国虹,朱传芳.天津青少年营养状况、体重认知及不健康减肥行为调查[J].中国公共卫生,2017, 33(04):563—569.

[9] Jennifer E. Pelletier, Dan J. Graham, and Melissa N. Laska. Social Norms and Dietary Behaviors Among Young Adults[J]. American Journal of

Health Behavior，2014，38(1).

［10］Yamashiro Jeremy K，Roediger Henry L．Biased Collective Memories and Historical Overclaiming：An Availability Heuristic Account. 2020.

［11］莫宝庆,周明.营养知识获取模式对大学生食物搭配的影响［A］.中国营养学会,2019：1.

［12］House，J.，Su，J.，& Levy-Milne，R．Definitions of Healthy Eating among University Students［J］．Canadian Journal of Dietetic Practice and Research，2006(67)：14—18.

［13］Vicki G．Morwitz，Gavan J．Fitzsimons．The Mere-Measurement Effect：Why Does Measuring Intentions Change Actual Behavior？［J］．Consumer Psychology，2004，14(1)：64—74.

［14］Allan JL，Johnston M，Campbell N．Why Do People Fail to Turn Good Intentions into Action？The Role of Executive Control Processes in the Translation of Healthy Eating Intentions into Action in Young Scottish Adults ［J］．BMC Public Health，2008(8)：123.

［15］Adriaanse MA，Vinkers CD，De Ridder DT，Hox JJ，De Wit JB．Do Implementation Intentions Help to Eat a Healthy Diet？A Systematic Review and Meta-analysis of the Empirical Evidence［J］．Appetite，2011，56(1)：183—193.

婴幼儿配方乳粉强制溯源政策
效果的实证研究

王　威　刘雨彤　段颖颖

[摘要]　2014 年 5 月,我国开始实施婴幼儿配方乳粉的强制溯源政策。为了验证强制溯源政策效果,本文在分析强制溯源政策作用机理的基础上,实证分析了婴幼儿配方乳粉在质量安全水平、生产工艺、产业集中度、消费者信任水平,以及国际贸易等方面的变化,并且利用系统动力学模型,对婴幼儿配方乳粉强制溯源政策效应进行了动态模拟。研究表明:强制溯源政策的实施,有效提升了中国婴幼儿配方乳粉的质量安全水平和消费者对国产婴幼儿配方乳粉的信任水平,促进了我国婴幼儿配方乳粉产业集中度水平的提高;但是由于溯源技术难度和成本的存在,迫使部分配方企业形成逆向选择,放弃了质量和安全性更优的湿法工艺,且并未有效缓解我国婴幼儿配方乳粉的贸易逆差问题。系统动力学的动态模拟显示婴幼儿配方乳粉强制溯源政策效应明显,且强制溯源政策对产业竞争秩序的规范是一个长期的过程,我国婴幼儿配方乳粉质量和产业发展还存在较大的提升空间。

[作者简介]王威,哈尔滨理工大学教授,博士,研究方向为产业经济;刘雨彤,哈尔滨理工大学硕士研究生;段颖颖,哈尔滨理工大学硕士研究生。

本文得到国家社会科学基金项目 15BJY108 资助。

[**关键词**] 婴幼儿配方乳粉；强制溯源政策；政策效果；产业集中度

[**中图分类号**] F062.9 [**文献标识码**] A

一、引 言

"全面二孩"政策的实施推动了婴幼儿配方乳粉市场需求的增长，使我国成为世界上第一大婴幼儿配方乳粉消费国。然而，与快速增长的市场规模不相称的是，我国频频爆发的婴幼儿配方乳粉质量安全事故。这些质量安全事故引发了消费者的信任危机，中国消费者宁愿选择海外代购，也不愿意购买政府一再承诺健康安全的国产婴幼儿配方乳粉。溯源政策是解决食品行业信息不对称问题，提高消费者信任水平的重要手段之一[1]。溯源系统可以跟踪记录食品从生产到消费的每一个环节，并确保记录信息的及时性和准确性，当出现问题时，溯源系统还能够精确识别不合格食品的批次[2]。溯源信息在食品产业链主体间传递，不但提高了食品供应链上质量信息的连续性和可持续性[3]，而且强化了产业链上主体企业的责任，给予消费者知情权，从而起到提高食品质量安全，提振消费者信心的作用[4]。

为了提高婴幼儿配方乳粉的质量安全水平，规范产业竞争秩序，2014年5月31日我国出台了《婴幼儿配方乳粉生产许可审查细则》，这标志着我国开始实施婴幼儿配方乳粉的强制溯源政策。与韩国、澳大利亚、欧盟、北非等地实施的与第三方认证（HACCP，有机食品等）相结合的自愿食品溯源政策不同[5—8]，我国实施了婴幼儿配方乳粉的强制溯源政策，即要求所有婴幼儿配方乳粉生产企业（以下简称"配方乳企"）必须建立可追溯系统，并将这一要求与生产许可证直接挂钩。从2014年至今，我国的婴幼儿配方乳粉强制溯源政策已经实施了近6年时间，其政策效果如何？是否起到提高婴幼儿配方乳粉质量安全水平，提振消费信心等作用？为了回答这些问题,本文将以 2014 年为时间节点,分析强制溯源政策实施后,我国婴幼儿配方乳粉在质量安全水平、生产工艺、产业集中度、消费者信任水平以及国际贸易等方面的变化。

二、强制溯源政策的作用机理

强制溯源政策的实施,一方面可以通过披露质量安全信息、清晰划分主体责任,改善市场失灵问题;另一方面,溯源信息在供应链上的双向传递,使原本较为松散、不稳定的供应链主体合作关系,以溯源信息的传递和共享为纽带形成一种新型的协同关系。本文认为,婴幼儿配方乳粉强制溯源政策的作用主要包括以下几个方面:

第一,完善声誉机制,提升婴幼儿配方乳粉的质量安全水平。我国实施的强制溯源政策不仅要求对配方乳企的生产过程进行跟踪与管理,还要求对其原料采购、运输流通与销售环节进行信息追溯。溯源信息的披露完善了声誉机制,激励配方乳企提高食品质量。此外,供应链上的溯源信息传递,还可以起到加强对生产者和销售者监督的作用,从而减少食品安全事故的发生[9]。

第二,促使配方乳企使用溯源成本更低的生产工艺。由于强制溯源政策对于采用不同生产工艺的婴幼儿配方乳粉所提出的溯源要求不同,而且生产工艺越复杂,溯源成本越高,因此企业在选择生产工艺时倾向于选择溯源成本较低的加工技术。

第三,提高门槛要求,淘汰落后产能,促进产业集中度的提高。溯源政策与生产许可证的直接挂钩,改变了配方乳企间的竞争方式。一方面,强制溯源政策的实施提高了新企业进入产业的门槛要求,不能达到溯源标准的在位企业也被迫退出;另一方面,溯源系统建设具有规模效应,在位企业有动力不断通过兼并重组提升自身的规模经济水平。因此,强制溯源政策的实施促进了婴幼儿配方乳粉产业集中度的提高。

第四,提升消费者对国产婴幼儿配方乳粉的信任水平。国内外的研究表明,食品追溯政策不但能影响消费者的购买意愿和购买行为,还可以通过改善信息共享效率,增加消费者对产品的信任程度[10][11]。强制溯源政策的实施,改善了婴幼儿配方乳粉消费者的信息弱势地位,赋予了消费者信息监督的权利。即使出现质量安全问题,溯源系统中的召回机制也可以保障消费者的利益,消除了消费者的后顾之忧。因此,强制溯源政策实施后,消费者对国产婴幼儿配方乳粉的信任也将逐渐得到修复。

第五,缓解婴幼儿配方乳粉的贸易逆差。中国消费者偏好进口婴幼儿配方乳粉,一方面是因为对国产乳粉失去信任,另一方面是认为国外乳粉的生产环境较好,进口乳粉质量安全水平更高[12]。强制溯源政策,在促进国产婴幼儿配方乳粉质量安全水平提高、消费者信任逐渐修复的前提下,将起到增加出口、减少进口、缓解婴幼儿配方乳粉贸易逆差的作用。

通过上述分析,本文提出五个关于强制溯源政策效果的假设。假设1:强制溯源政策的实施,提升了婴幼儿配方乳粉的质量安全水平;假设2:强制溯源政策的实施,促使配方乳企使用溯源成本更低的生产工艺;假设3强制溯源政策的实施,促进了婴幼儿配方乳粉产业集中度的提高;假设4:强制溯源政策的实施,提升了消费者对国产婴幼儿配方乳粉的信任水平;假设5:强制溯源政策的实施,缓解了婴幼儿配方乳粉的贸易逆差。

三、强制溯源政策效果的体现

(一) 在质量安全水平方面

本文通过分析国家食药监总局的抽检数据和婴幼儿配方乳粉的质量安全事故数量,对比分析强制溯源政策实施前后,我国婴幼儿配方乳粉质量安全水平的变化。

1. 国家食药监总局抽检结果

国家食药监总局从2014年开始连续公布了婴幼儿配方乳粉的抽检数据,抽检项目有60余项,包括营养成分、污染物、真菌毒素、微生物等。通过分析2014年到2019年间我国婴幼儿配方乳粉的抽检数据(如表1所示),可以看出我国婴幼儿配方乳粉的抽检合格率呈现逐年上升趋势,合格率从2014年的96.6%上升到2019年的99.8%,抽检发现的不合格产品批次也逐渐减少。

表1　2014—2019年国家食药监总局对婴幼儿配方乳粉的监督抽检结果

序号	年份	抽检总数 (批次)	合格数 (批次)	不合格数 (批次)	合格率 (%)
1	2014	1 565	1 517	48	96.9%
2	2015	1 493	1 433	60	96.0%
3	2016	2 639	2 610	29	98.9%
4	2017	2 657	2 652	5	99.8%
5	2018	3 618	3 612	6	99.8%
6	2019	2 358	2 353	5	99.8%
总　计		14 330	14 177	153	98.9%

资料来源:作者整理。

2. 质量安全事故数量的变化

通过查询公开报道的国产婴幼儿配方乳粉质量安全事故,本文统计了2007年至2018年我国婴幼儿配方乳粉质量安全事故数量。由表2可知,从2007年开始我国婴幼儿配方乳粉质量安全事故的数量呈现增长趋势,2010—2013年婴幼儿配方乳粉质量安全事故数量较多;2014年以后,我国婴幼儿配方乳粉质量安全事故数量明显在逐渐减少,事故所涉及的配方乳企数量也明显较少。

表2　2007—2018年我国婴幼儿配方乳粉的质量安全事故的统计

年份	事件数量	涉企业数	年份	事件数量	涉企业数
2007	2	4	2013	6	6
2008	3	24	2014	3	8
2009	3	7	2015	3	6
2010	5	7	2016	2	2
2011	6	7	2017	2	2
2012	5	7	2018	1	1

资料来源:作者整理。

通过上述分析可知,2014 年强制溯源政策实施以来,我国婴幼儿配方乳粉的抽检合格率逐渐提高,且稳定在较高水平;质量安全事故的数量逐渐减少,事故所涉及的配方企业数量较少。这两组数据说明强制溯源政策的实施,提升了我国婴幼儿配方乳粉的质量安全水平。

(二)在生产工艺方面

为了考察强制溯源政策对婴幼儿配方乳粉产业生产工艺结构的影响,本文选取了溯源政策实施之前的 2013 年 12 月和溯源政策实施后的 2019 年 3 月两个时间点,观察配方乳企生产工艺结构的变化,如表 3 所示。

表 3 溯源政策实施前后婴幼儿配方乳粉产业生产工艺结构对比

工艺类别	2013 年 12 月 数量(个)	占比 情况	截至 2019 年 3 月 数量(个)	占比 情况
干法工艺	22	17.2%	55	21.7%
湿法工艺	45	35.2%	75	29.6%
干湿法复合工艺	61	47.6%	123	48.7%
合　计	128	100%	253	100%

资料来源:根据《中国奶业年鉴(2014)》与中国食品药品监督管理总局网站信息整理。

对比 2013 年 12 月与 2019 年 3 月婴幼儿配方乳粉生产工艺结构的变化,可以看出:

第一,配方乳企注册的工艺数量总量明显增长。从 2013 年 12 月的 128 个注册工艺配方增长到 2019 年 3 月的 253 个,增长率为 97.66%。2016 年出台的《婴幼儿配方乳粉产品配方注册管理办法》要求同一家企业生产的同一品牌的分段乳粉也要分别进行注册申报,这是注册配方总数量增长的主要原因。

第二,相比湿法工艺和干湿复合工艺,采用干法工艺的配方数量增长最快。将 2019 年 3 月与 2013 年 12 月两个时间点进行相比,可以看出注册配方中的干法工艺数量从 22 个增长到 55 个,干法工艺的占比也从 17.2% 增长到 21.7%。这说明强制溯源政策给配方乳企带来的追溯成本压力已经影响到企业的生产工艺选择,越来越多的企业倾向于选择溯源流程简单、溯源成本压力较小的干法工艺。

第三,采用干湿法混合工艺的注册配方最多。在调查的两个时间点上,干湿复合法工艺的注册配方均占比最高,分别为 47.6% 和 48.7%。这与孙健(2018)的研究结论相一致,即在综合考量不同生产工艺条件下微量营养素的损失率和混合均匀度,以及生产、添加和溯源成本等因素的情况下,干湿复合工艺是配方乳企的最优选择[13]。

第四,采用湿法工艺的注册配方占比从 2013 年 12 月的 35.2% 下降到 2019 年 3 月的 29.6%。通常认为,采用湿法工艺生产的婴幼儿配方乳粉的安全性和营养性要高于干法工艺和干湿混合工艺,而且国际市场上畅销的婴幼儿配方乳粉几乎都是采用湿法工艺生产的,例如美素佳儿乳粉、爱他美乳粉、美赞臣乳粉、雅培乳粉和牛栏乳粉等。从这个角度来看,强制溯源政策在提高婴幼儿配方乳粉的质量安全方面亦是一把"双刃剑",一方面通过全过程的溯源管理提高了产品质量,另一方面因为溯源产生的技术难度和成本,迫使部分企业进行逆向选择,放弃了质量和安全性更优的湿法工艺。

上述分析表明,强制溯源政策的实施,促使配方乳企使用溯源成本更低的生产工艺。

(三)在产业集中度方面

本文选择乳制品行业的集中度情况为作对照组,分析 2009—2019 年婴幼儿配方乳粉产业集中度的变化情况。本文选用绝对集中度(CRn 指数)作为衡量婴幼儿配方乳粉产业集中度的指标,国内婴幼儿配方乳粉市场规模数据来自历年的《中国奶业年鉴》,市场份额前十的配方乳企销售额数据来自各企业上市年报。通过计算,本文得到中国婴幼儿配方乳粉产业 2009—2019 年的集中度 CR3、CR4 和 CR10 变化趋势,如图 1 所示。

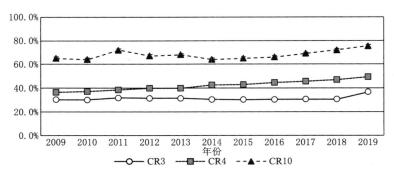

资料来源:计算数值整理。

图 1　国内婴幼儿配方乳粉产业集中度趋势图

由图 1 可知:第一,婴幼儿配方乳粉产业集中度,无论是 CR3 还是 CR4 和 CR10,在 2009—2019 年间变化幅度都不大;第二,与 CR4 和 CR10 相比,婴幼儿配方乳粉产业的 CR3 变化最为平稳,一直在 30% 上下,可见我国婴幼儿配方乳粉产业中,伊利、蒙牛和光明三巨头的龙头企业格局已经定型;第三,婴幼儿配方乳粉产业的 CR4 和 CR10 在 2014 年之后呈现小幅上升趋势。

为了降低强制溯源政策以外的因素对于婴幼儿配方乳粉产业集中度变化情况的干扰,本文选择将婴幼儿配方乳粉的产业集中度与乳制品产业的集中度进行比较。图 2 是 2009—2019 年婴幼儿配方乳粉产业与乳制品产业集中度 CR4 的比较情况。从图 2 可以看出,2013 年以前婴幼儿配方乳粉产业和乳制品产业的集中度,不但数值相近,而且变化趋势也基本相同。强制溯源政策实施以后,从 2014 年到 2017 年,婴幼儿配方乳粉产业的 CR4 集中度数值高于乳制品产业。2018 年和 2019 年,婴幼儿配方乳粉产业的集中度继续稳步提升,但是这段时间乳制品产业的集中度提升明显更快。

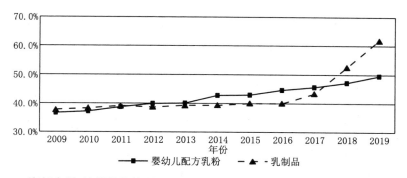

资料来源：计算数值整理。

图2 婴幼儿配方乳粉产业与乳制品产业 CR4 对比

通过上述分析可知，尽管婴幼儿配方乳粉产业的 CR3 的变化不明显，但是 CR4 和 CR10 都在 2014 年以后出现明显提高。这说明强制溯源政策的实施，促进了婴幼儿配方乳粉产业集中度的提高。

（四）在消费者信任方面

为了研究强制溯源政策实施前后，婴幼儿配方乳粉消费者信任水平的变化，本文选取了 2013 年和 2016 年的消费者对国产乳粉信任度的调查研究结果进行对比，如表 4 所示。

表4 2013 年和 2016 年消费者对国产乳粉购买意愿的比较

调查年份	有效样本数	选择国产品牌人数	选择国产婴幼儿配方乳粉的比例	文章信息
2013 年	140 份	44 人	31.4%	《洋奶粉冲击下国产奶粉如何重塑消费者信心》，芦丽静
2016 年	1 000 份	358 人	35.8%	《中国婴幼儿配方奶粉市场消费调研报告 2016》，易观智库①

资料来源：作者整理。

———————————

① 中国婴幼儿奶粉市场消费用户调研报告，道客巴巴，http://www.doc88.com/p-3999160080222.html。

在 2013 年芦丽静等人的研究中,消费者购买婴幼儿配方乳粉时会考虑乳粉品牌,52.8%的消费者优先考虑中国市场公开售卖的进口婴幼儿配方乳粉,15.8%的消费者在条件允许的情况下,会优先选择海外直购,剩下 31.4%的消费者选择购买国产品牌[14]。在 2016 年的调查中,优先选择进口婴幼儿配方乳粉的消费者比例减少到了 38.5%,下降了 14.3%,但是选择原装进口的消费者上升到了 25.7%,上升幅度为 9.9%,而选择购买国产品牌的消费者比重为 35.8%。对比可知,消费者在购买婴幼儿配方乳粉时优先选择国内品牌的比率从 2013 年的 31.4%上升到了 2016 年的 35.8%。这说明本文的假设 4 成立,即强制溯源政策实施后,消费者对国产婴幼儿配方乳粉的购买意愿提高,消费者信任情况有所改善。

(五) 在贸易方面

本文选择乳制品为对照组,对比分析强制溯源政策实施前后婴幼儿配方乳粉进出口数量的变化。在婴幼儿配方乳粉贸易方面,我国一直是处于进口大于出口的贸易逆差状态,如表 5 所示。在出口方面,我国婴幼儿配方乳粉出口数量较少。在 2012—2018 年间,我国婴幼儿配方乳粉出口量基本呈现增长趋势,从 2012 年的 0.04 万吨增长到 2018 年的 1.54 万吨。强制溯源政策出台以后,我国婴幼儿配方乳粉的出口量增长迅速,且 2014 年以后出口量的平均增速明显高于 2014 年以前的平均增速。在进口方面,从 2012—2018 年我国的婴幼儿配方乳粉进口量一直持续增长。强制溯源政策的实施,非但没有使进口量减少,2014 年以后婴幼儿配方乳粉的进口量还出现了显著增长。从贸易差额来看,从 2012—2018 年,中国婴幼儿配方乳粉国际贸易一直处于逆差状态,而且贸易逆差的规模还呈现逐年增加的趋势(见表 5)。

表5 2009—2018年我国婴幼儿配方乳粉的贸易情况

年份	进口量（万吨）	进口量增长率	进口额（亿美元）	出口量（万吨）	出口量增长率	出口额（亿美元）	贸易逆差（亿美元）
2012	9.15	16.86%	10.49	0.04	33.33%	0.07	10.42
2013	12.27	34.10%	14.78	0.04	5.00%	0.07	14.71
2014	12.31	0.33%	15.49	0.03	−25.00%	0.05	15.44
2015	17.99	46.14%	24.71	0.08	166.67%	0.07	24.64
2016	22.14	23.07%	30.10	0.15	87.50%	0.29	29.81
2017	29.6	33.69%	38.81	0.22	46.67%	0.74	38.07
2018	32.45	9.63%	47.69	1.54	600.00%	3.06	44.63

资料来源：作者整理。

综合婴幼儿配方乳粉的贸易情况，可以看出，强制溯源政策实施后，婴幼儿配方乳粉的出口增长较快，但与进口之间仍存在巨大差距。婴幼儿配方乳粉的贸易逆差从2014年的15.44亿美元，增长到2018年的44.63亿美元。这说明强制溯源政策的实施，并没有缓解婴幼儿配方乳粉的贸易逆差。

四、政策效果的系统动力学模拟

（一）模型的构建

本文将婴幼儿配方乳粉强制溯源政策的作用机制看作是一个多要素、多层次、多回路的复杂系统。在这个系统中，各要素之间相关交错、相互影响、相互制约，构成了一个动态循环的因果回路。在政策效果影响表现分析的基础上，本文建立系统动力学模型，对婴幼儿配方乳粉强制溯源政策的政策效果进行动态模拟。系统动力学模型构建严格遵循确立建立目标，明确系统边界及因果关系，构建系统流程图，确定模型参数，建立SD方程，进行模型有效性分析等步骤。图3为利用Vensim PLE软件绘制了婴幼儿配方乳粉强制溯源政策效应系统的因果关系图。其他步骤由于篇幅所限，在此不再赘述。

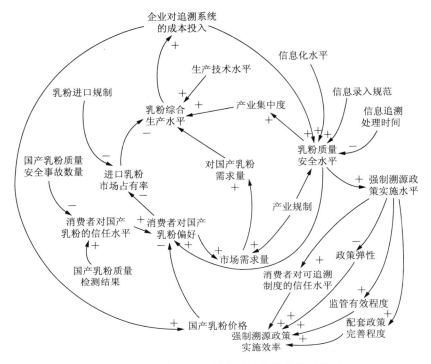

图 3　婴幼儿配方乳粉强制溯源政策效应因果关系图

（二）模拟结果分析

在婴幼儿配方乳粉强制溯源政策效应的系统模型中，强制溯源政策将直接影响乳粉质量安全水平、进口乳粉市场占有率、产业集中度和消费者对国产乳粉偏好。因此，模拟这四个变量的变化趋势，从而来分析强制溯源政策的实施效果。图 4 为 Vensim PLE 软件的输出图。该图模拟了在现有强制溯源政策稳定不变的情况下，2017—2030 年强制溯源政策对乳粉质量安全水平、产业集中度、消费者对国产乳粉偏好、进口乳粉市场占有率这四个指标可能产生的影响。该动态模拟结果显示，婴幼儿配方乳粉强制溯源政策的实施对四个指标都产生了影响。从图 4 可以看出，婴幼儿配方乳粉强制溯源政策的实施对产业集中度的影响最为明显；而强制溯源政策的实施对进口乳粉市场占有率的影响较小。针对婴幼儿配方乳粉强

制溯源政策效果的动态模拟结果,可以作以下具体分析:

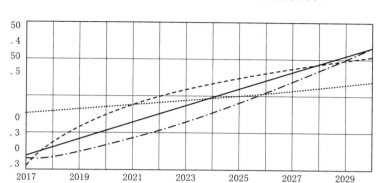

乳粉质量安全水平: ——————
产业集中度: — — — —
消费者对国产乳粉偏好: —·—·—·—
进口乳粉市场占有率: ·········

资料来源:作者整理。

图 4　婴幼儿配方乳粉强制溯源政策效果的模拟图

(1)强制溯源政策对产业集中度产生正向影响,且作用较为明显。政策效果的模拟结果验证了模型假设,而且由图 4 可知,在强制溯源政策实施初期,产业集中度增长较快,这是因为强制溯源政策出台后,一些小规模、低效率的企业或倒闭或退出市场,造成企业数量的快速减少;随着强制溯源政策实施年限的增长,有实力和品牌竞争力的企业不断通过兼并重组扩大市场份额,因此产业集中度还将进一步提升。

(2)强制溯源政策对乳粉质量安全水平产生正向影响,且较为显著。婴幼儿配方乳粉质量安全水平是反映强制溯源政策效果最重要的指标之一。政策效果的模拟结果显示,随着强制溯源政策的继续实施,我国婴幼儿配方乳粉的质量安全水平将持续稳步提升。

(3)强制溯源政策使消费者对国产乳粉偏好产生正向影响。由图 4 可知,在强制溯源政策效果模拟的初期,消费者对国产乳粉偏好变化并不大,这可能是因为政策实施初期消费者并不完全了解或者信任该政策,但是随着强制溯源政策的进一步实施,消费者对国产乳粉偏好开始明显上升。

(4)强制溯源政策对进口乳粉市场占有率的影响不明显。本文认为,该模拟结果较为合理,一方面受到"全面二孩"政策的拉动,国内婴幼儿配方乳粉需求强劲,一部分强制溯源政策减少进口的作用被快速增长的需求掩盖了;另一方面,消费者信任的修复是一个长期的过程,强制溯源政策真正发挥效果有待消费者信任水平的提升。

五、结　　语

为了验证婴幼儿配方乳粉强制溯源政策的效果,本文从质量安全水平、生产工艺、产业集中度、消费者信任水平以及国际贸易方面展开分析,并利用系统动力学模型进行了政策效果的动态模拟。研究表明,强制溯源政策实施以后,中国婴幼儿配方乳粉的质量安全水平有所提升,质量安全事故的发生率下降;因为溯源产生的技术难度和成本,迫使部分企业形成逆向选择,放弃了质量和安全性更优的湿法工艺;我国婴幼儿配方乳粉产业的集中度水平得到提高;消费者对国产婴幼儿配方乳粉的信任度水平有所提高;虽然有效促进了我国婴幼儿配方乳粉的出口增长,但是对进口量的影响不明显,并没有改善贸易逆差问题。系统动力学模型验证了上述效果,并说明强制溯源政策对产业竞争秩序的规范是一个长期的过程,我国婴幼儿配方乳粉质量和产业发展还存在较大的提升空间。

参考文献

[1] Thaler R. H. Mental Accounting Matters. Journal of Behavioral Decision Making[J]. 1999(12):183—206.

[2] Victor M, Alonso-Roris, Luis Alvarez-Sabucedo, Santos-Gago, et al.

Towards a Cost-effective and Reusable Traceability System. A Semantic Approach[J]. Computers in Industry，2016(83):1—11.

[3] Xu S, Liu M, Zhao J, et al. Research on Traceability System of Food Safety Based on PDF417 Two-Dimensional Bar Code[C]. International Conference on Computer & Computing Technologies in Agriculture. Springer Berlin Heidelberg，2017.

[4] 庞乐君,李哲. 全球食品溯源法规制度现状和比较[J].上海预防医学，2015，27(6):305—307.

[5] Kim，Y. G.，& Woo，E. Consumer Acceptance of a Quick Response (QR) Code for the Food TS: Application of an Extended Technology Acceptance Model(TAM)[J]. Food Research International，2016(85):266—272.

[6] Bai，H.，Zhou，G.，Hu，Y.，Sun，A.，Xu，X.，Liu，X.，et al. Traceability Technologies for Farm Animals and Their Products in China[J]. Food Control，2017(79):35—43.

[7] Jianping Qian, Luis Ruiz-Garcia, Beilei Fan, Jose Ignacio Robla Villalba，Ultan McCarthy，Baohui Zhang，Qiangyi Yu，Wenbin Wu. Food Traceability System from Governmental，Corporate，and Consumer Perspectives in the European Union and China: A Comparative Review[J]. Trends in Food Science & Technology，2020(99):402—412.

[8] S. Allata，A. Valero，L. Benhadja. Implementation of Traceability and Food Safety Systems(HACCP) under the ISO 22000:2005 Standard in North Africa: The Case Study of an Ice Cream Company in Algeria[J]. Food Control，2017(79):239—253.

[9] 张涛.基于可追溯体系的农产品供应链协调机制[J].黑龙江畜牧兽医，2016(20):58—60.

[10] 鲁天宇,王小龙.消费者权利视角下的食品安全追溯制度研究[J].中国农业文摘—农业工程,2018,30(04):40—43.

[11] Phenrik Anders Ringsberg. Implementation of Global Traceability Standards: Incentives and Opportunities[J]. British Food Journal，2015，117(7):1826—1842.

[12] 全世文,于晓华,曾寅初. 我国消费者对奶粉产地偏好研究——基于

选择实验和显示偏好数据的对比分析[J].农业技术经济,2017(1):52—66.

[13] 孙健,王青云,宫春颖.不同工艺对配方奶粉中营养素稳定性的影响研究[J].中国乳业,2018(10):68—71.

[14] 芦丽静,刘昕蕊.洋奶粉冲击下国产奶粉如何重塑消费者信心——基于对国产奶粉消费者信任度的社会调查[J].中国乳业,2014(02):8—12.

人口发展与劳动就业

中国人口发展态势与老龄社会应对

胡　湛　彭希哲　张　震

[摘要]　国家为应对短期的现实养老压力而出台的一系列政策措施无疑非常必要,但考虑到人口老龄化已经成为我国社会的常态,不仅要聚焦于5—10年内的应急策略,更需要为中长期发展战略做好铺垫。联系当前实际,本文提出必须立足新时代特征重新思考人口治理的目标导向,并探讨了近期战略部署中不可回避的若干政策主题。

[关键词]　人口发展;老龄社会;整体性治理;政策选择

[中图分类号]　C92　[文献标识码]　A

人口众多是我国最主要的基本国情之一。人口问题不仅关系到国家民族的兴衰存亡,而且是国计民生的重要组成部分。随着社会主义建设进入新时代,我国社会主要矛盾已转化(习近平,2017),同时人口变动的主要矛盾也从过去的人口总量过大转向人口结构快速老化,人口问题的风险源聚焦于少子老龄化,亟需整体性治理关注。但是,同时也要充分认识到人口不是开启一切社会问题的钥匙,因而必须立足新时代特征,重新思考人口治理的目标导向。

　　[作者简介]胡湛,复旦大学人口与发展政策研究中心教授;彭希哲,复旦发展研究院教授;张震,复旦大学人口研究所副教授。

一、未来 20—30 年我国人口总体发展态势

人口学是社会科学中相对最接近自然科学的学科门类,尽管人口学家出于假设和方法的不同而在人口预测的具体数值上有不同看法,但对其总体趋势及规律一般不存在较大争议。从人口学出发,未来 20—30 年我国人口发展趋势大致明晰,有如下特征应予以特别关注:

(一)中国未来人口总量趋于下降,但不存在"断崖式"或"雪崩式"的下跌

随着"单独二孩"和"全面二孩"政策的实施,我国育龄人群所累积的二孩生育意愿正在逐渐兑现并伴有波动。由于育龄人群开始缩减,未来年度出生人数可能进入一个持续的低谷期。近期媒体聚焦所谓的"中国人口断崖式下跌"、"人口雪崩论"、"人口坍塌论"以及"生育率已跌破警戒线"等论断,对公众判断与社会舆论产生了影响和干扰。需要指出的是,国际学界亦从未有过"生育率警戒线"的提法,因其无法给出科学界定。未来 30 年的生育旺盛期(20—29岁)群体现在已经都出生了,且生育水平在中短期内大幅锐减的可能性并不存在,尽管未来中国人口总量在整体上趋于下降,但不会出现所谓的"断崖式下跌"和"人口雪崩"。

(二)中国未来人口发展趋势主要取决于出生数的走向

一个国家地区人口发展的基本趋势由内因和外因共同决定,内因以出生率和死亡率为主,外因则主要指国际迁移。在(超)低生育水平已成为常态的背景下,尽管预期寿命会稳步提高,但我国人口粗死亡率随着老龄化的进程会缓慢上升。与此同时,我国的国际迁移水平一直相对较低,2000—2010 年间的净迁移率约为 -0.3‰ 至 -0.4‰,迁出人口要多于迁入人口,所以中短期内中国难以通过增

加人口净迁入来抵消出生率下降的影响。

"单独二孩"政策放开后第一年(2014 年)的我国出生人口数回升至 1687 万人,但 2015 年的出生数就开始回落;实施"全面二孩"后的出生人口数在 2016 年回升至 1 786 万人,但 2017 年又回落到 1 723 万人,2018 年和 2019 年更进一步缩至 1 523 万人和 1 463 万人。这种波动受生育政策调整后出生堆积释放影响,也与整体的生育养育环境欠佳和育龄人群生育意愿不高有关,但更重要的还是反映了育龄妇女数的减少,这一现象应格外重视。目前,不少媒体报道和网络讨论中常混淆"生育率"与"生育数"的概念及其影响。"生育数"即出生人口数,这是一个累积性概念,其高低主要依赖于育龄妇女存量;而"生育率"则是一个即时性概念,反映现时的妇女育龄期平均生育子女数。育龄妇女(特别是生育旺盛期育龄妇女)的减少将直接导致未来每年出生人数的减少,即便未来几年生育率水平有所提高,也只能在一定时期内极为有限地弱化每年出生人口数减少的程度。出生数的高低,已经成为决定中国未来人口走势的决定性要素。

(三) 未来一段时间中国育龄人群持续缩减已成定局

20 世纪 80 年代中后期较大规模的出生队列现已处于黄金育龄期的尾声阶段,20 世纪 90 年代出生人口数的大幅下降将导致未来 10 年生育旺盛期妇女数量的快速缩减,降幅相比现在将达到近 40%,育龄妇女总体规模的下降将会至少持续至 2050 年前后。全部育龄人群特别是生育旺盛期育龄人群的减少,将直接导致未来每年出生人口数的减少。若按照《国家人口发展规划(2016—2030年)》将 2030 年全国总人口达到 14.5 亿设定为人口发展目标(国务院,2016),则需要 2016—2030 年间每年出生人口数达到 2 000 万人左右,明显高于近 20 多年的现实,也远高于实施"全面二孩"政策以后的两年。从目前来看,近期年度出生人口数的峰值是 2016 年的 1 786 万人,即便到 2030 年出生数降至 1 200 万人乃至更少亦是意料之中,对此人口学界已有共识,即如果没有新的政策调整或人口生育行为的重大变化,每年生育 2 000 多万人的人口目标肯定是不可能实现的(胡湛、彭希哲,2019)。

(四) 人口老龄化已经成为中国社会的常态

中国的人口老龄化因计划生育的催生而提前出现(蔡昉、王美艳,2006),但随着人口转变的完成和社会经济的发展,它已成为中国社会的常态之一。目前,中国正处于人口老龄化的急速发展期,中国老年人口(65+)规模将从 2015 年的 1.4 亿人左右激增至 2030 年的 2.4 亿人和 2050 年的 3.65 亿人,预计在 2055—2060 年达到峰值之后放缓进入高位平台期,但直至 2100 年老年人口比例仍将维持在 30% 左右的高水平。其中,2025—2030 年起老年人口自身结构的老化开始凸显,而 2015—2035 年是老龄化增速最快、波动最大的时期,也是社会抚养比相对最低、老年人口结构相对最年轻的时期,尤其 2020 年已出现暂时的"底部老龄化"和"顶部老龄化"同时弱化现象,应对老龄社会的战略和战术储备应在此期间完成。从本质上讲,老龄化没有好坏之分,所谓的"问题"或"挑战"不完全来自老年人或者老龄化本身,更多源于变化了的人口年龄结构与现行社会经济架构之间的不匹配所产生的矛盾。从目前来看,应对老龄化挑战的主要障碍不全是"未富先老",而更主要是"未备先老"或"慢备快老",现有治理模式及制度安排对这些变化仍缺乏结构化和系统性的反应及适应,因而需要制度和政策安排的调整乃至重构(彭希哲、胡湛,2011)。

需要指出的是,随着人口老龄化的不断深化,依靠放开生育数量限制并不能扭转人口老龄化的基本趋势,但可以为中国人口长期均衡发展创造更为有利的条件,并为未来世代赢得应对时间。如果生育水平持续过低,任何制度和政策安排都将很难具有持续性。

二、中国人口老龄化演进的若干不确定性

不难看出,在未来人口总量总体趋于缩减的背景下,对人口老龄化的有效应对已成为社会治理的核心议题之一。尽管人口老龄化已成为中国社会的常态,对其基数大、速度快、区域不均衡、高龄老人和失能老人多、空巢化和独居化加剧等规律和现象也正在逐步形成共识,但中国的老龄化毕竟仍在不断发展之中,其治理过程尚有一系列"不确定性"需进一步厘清。

(一)劳动力总供给开始下降,就业结构与模式面临结构性转变

我国劳动适龄人口在老龄化的背景下总体呈现下降趋势,目前按传统概念推算的劳动力供给已经出现拐点,潜在劳动力总量将持续缩减且结构趋于老化,但中短期内我国的劳动力供给依然充足,未来 20 年间将始终稳定在 9 亿人以上。随着我国产业结构优化升级的深化,对劳动密集型产业的廉价劳动力需求正逐渐下降,而对资本和技术密集型产业的高端劳动力需求则逐步上升,劳动力供给结构与需求结构的不匹配是未来一段时期内劳动力市场的主要矛盾。与此同时,以人工智能和物联网为代表的科技进步正对劳动就业的传统模式形成冲击,这种"技术性破坏"将在缓解未来劳动力短缺的同时淘汰部分传统职业(Frey C B and Osborne M A,2017;Korinek A and Stiglitz J E,2017),并由此产生新的就业方式和职业形态,就业模式的多元化和层叠化将趋于普遍。在此背景下,已无法仅仅依靠加强传统劳动力教育投资和加快农村劳动力转移来应对,而必然涉及对老年人力资源(特别是中高端人才)的开发利用、对某些行业从业人员的转移安置与再教育,甚至劳动力市场的重构等一系列更为复杂的议题。

（二）老龄化的区域差异增加了应对复杂性，但也创造了政策回旋空间

我国人口老龄化的地区差异主要受到本地人口转变和人口迁移流动两大因素的影响，表现为由东向西的梯次特征，城乡差异则体现出明显的"城乡倒置"特征，这与经济社会发展水平的差异和城镇化的加速推进密切相关。根据测算，2000—2010 年间人口的乡—城转移对我国农村人口老龄化的贡献率为 43.4%（朱勤，2014），是该阶段农村人口老龄化的主导因素，而这种人口转移又有效降低了城市常住老年人口比重。这些现象在我国新型城镇化战略推进期间会持续发酵，其间的老龄化压力将通过人口流动更多地传导至中西部地区（主要是农村）。尽管这会在全国层面增加应对老龄化的复杂度，但也为城镇（尤其是东南部）有效延长了人口红利窗口期，创造了政策的回旋空间。

（三）家庭模式变迁将增加未来养老制度安排的不确定性，其机遇与风险并存

无论中国还是外国，居家养老都是最主要的养老形式，所有的老年人都或多或少地通过家庭或社区获取养老服务。随着我国家庭户规模的不断缩减、家庭结构格局的不断简化、老年人居住模式出现结构转变、非传统类型家庭大量涌现，"少子老龄化"的现代家庭在养老抚幼方面的传统功能受到削弱。而另一方面，中国传统家庭伦理和家庭文化仍具有强大的凝聚力，现代科学技术对日常生活方式的影响极大地扩展了家庭的空间联系，家庭成员（主要是亲子）之间的传统互助网络仍以新的形式在继续（潘允康、阮丹青，1995；徐安琪，1995；王跃生，2010；马春华等，2011；彭希哲、胡湛，2015），这是中国式养老乃至中国式老龄社会应对战略中不可或缺的重要支柱。在家庭政策仍系统性缺位的情况下，这些现象将给未来制度安排带来极大不确定性。

（四）老年人口健康水平不断提升，但其政策价值仍有待挖掘

2010 年，我国男性和女性老年人口（60 岁及以上）的余寿分别为 20.04 岁和 23.14 岁，生活自理预期寿命为 17.22 年，平均带残存活时间约为 2.53 年（张文娟、魏蒙，2015a），相比 2000 年均稳步提升。不同口径的老年人口失能率区间为 10.48％—13.31％（张文娟、魏蒙，2015b），其中中重度失能老人比例未超过 3％（1.55％—2.99％）。对此需要特别指出的是，人口寿命提高在带来效益的同时也会产生成本及压力，即"胜利的成本（cost of success）"乃至"胜利的失败（failure of success）"（Zeng Y，Feng Q，Hesketh T，et al.，2017），而现有的制度安排模式尚未对我国老年人口健康水平提升这一现实进行必要的调适，对其效益未有效利用，对其可能带来的压力也未及时反应，这尤其反映出社会保障系统和老年科技发展的滞后性，并可能由此形成所谓"长寿风险"问题。

这些"不确定性"将在相当长的时期内伴随中国老龄社会的治理进程，对其有效把控并合理应对将极具挑战性，并由此形成中国方案中的中国特色。

三、中国老龄社会应对的要点及可能的政策选择

目前国家为应对短期的现实养老压力而出台的一系列政策措施无疑非常必要，但考虑到人口老龄化已经成为我国社会的常态，不仅要聚焦于 5—10 年内的应急策略，更需要为中长期发展战略做好铺垫。联系当前实际，我们认为以下几方面是近期战略部署中不可回避的政策主题。

（一）重新定义老年，拓展政策空间并建立理性社会氛围

老龄政策的性质和内涵取决于对老年人及老龄化的界定，传统的老年定义难以全面评估老龄社会的真实影响，一些误导性认

识更导致应对老龄化的诸多策略有失偏颇。目前有必要对"老年"和"老龄"进行重新审视,突破传统上聚焦于生理年龄的单一静态标准,形成可准确反映人口动态和社会现实的界定标准和分类依据,并在此基础上调整有关的制度安排和政策体系。学界对此已做尝试(翟振武、李龙,2014),为缩小"老年人"概念的边界及外延奠定了较好的学术基础。在学界研究的基础上,政府涉老机构以及统计部门应适度跟进,以形成官方定义和指标体系。目前在推迟退休政策大思路已出台的背景下,政府可以首先尝试把"退休年龄"的提法逐步转变为"领取全额养老金的最低年龄",以将"退休"的概念与"衰老"的意象脱钩,并与相关政策互动,为重新定义老年及老龄化做好铺垫。事实上,随着现代社会的技术发展和生活方式变迁,养老金作为一种公共资源,其配置规则将日趋精确化和精细化,而与此同时,人类有效工作时间的提升空间亦日趋萎缩,因而应逐步将"退出劳动力市场"的权利(或部分权利)交由个体选择,以支持老年人口相对自主地参与社会发展过程并分享社会发展成果。

更新定义的另一个重要作用是改变人们的传统理念并进行文化升级,推动营造积极老龄化的社会氛围。政府与社会应当积极引导公众参与应对老龄化的讨论,消除对于老龄化的过度解读,弱化对老龄社会不必要的担忧甚至恐惧。此外,中国文化中的死亡忌讳亦导致了与衰老和死亡相关的问题公众参与不足、制度设计趋于保守。学界和政府有必要引导公众正视生命伦理,在关注"优生"的同时也要关注"优死",高等教育与行业/职业教育中的相关专业应设置涉及生命与死亡伦理的课程,并加强社会宣传教育。

(二)重新诠释"计划生育"内涵,从"有计划的按政策生育"向"有计划的家庭自主生育"转型

当前我国人口变动的主要矛盾已从过去的人口总量过大转向人口结构快速老化,未来人口发展的风险聚焦于生育率和生育意愿

的"双低",且育龄人群持续缩减已成定局。随着老龄化的不断深化,如果生育率长期过低,那么任何制度安排都难具持续性。因此应当对"计划生育"基本国策作全新的诠释,尽快从"按政策生育"转型为"家庭自主生育"。新时代的人口战略不应将"计划生育"狭义化,"计划生育"不等同于"只生一个好"或"只生两个好",更不等同于"限制生育"和"控制生育",它依然是"有计划的",即倡导夫妇根据个体条件、家庭状况以及对社会经济环境的判断而自主地决定其生育计划,包括生育子女的数量和生育间隔,从而将强调公民义务转变为尊重公民权利。在未来的十多年间,中国育龄人群(特别是生育高峰期人群)的数量将快速减少,这为尽快调整生育政策提供了有利的时间窗口。生育政策的进一步调整可以有效遏制出生人口数的大幅下滑,平缓人口结构的过度波动,同时也将降低政府用于限制生育的行政成本,提高民众对政府政策的获得感。必须指出的是,尽管依靠放开生育数量限制并不能扭转人口老龄化的基本趋势,但可以为中国人口长期均衡发展创造更为有利的条件,并为未来世代赢得应对时间(胡湛、彭希哲,2019)。

与此同时,政府还应适时推出生育友好型家庭政策以优化生育养育环境,确立"有责任的家庭养育"这一政策立场,支持家庭更好地承担养育培育子女的责任,阻断贫困和愚昧的代际传递,让育龄人群不仅"能生",而且"敢生"和"想生",以进一步挖掘生育潜力,真正实现人口政策的中长期目标。生育政策调整的目标之一就是增加人力资本储备,良好的家庭功能是形成和发展优质人力资本的首要环境,生育政策和家庭政策对应对老龄化挑战的影响要予以特别关注。

（三）正视就业模式多元化现象,制定适合老龄社会发展的就业与产业规划

随着物联网、大数据、高速铁路、人工智能、机器人等技术的发展以及网络经济与共享经济等经济形态的创新,传统经济活动、经

济组织以及就业模式将经历巨大冲击,并可能在未来的 20—30 年间重组现有劳动就业市场,这为中老年劳动力的"再就业"和老年产业的发展提供了巨大的发展机遇。目前与老龄化相关的产业要素已经初现端倪,老年金融、老年照料及护理智能化等领域正在创造出大量全新的职业及岗位,有些工作甚至并不属于传统就业概念,而是以今天看来仍"非常规"的形式存续,现有的统计方法及统计口径已无法准确反映当前社会就业的真实形态。

一方面,在此背景下,公共政策应统筹政府、市场和社会的作用,创造有利的制度和政策环境,积极推动老年产业的快速发展,为数量巨大的中老年劳动力提供适合老年人体力和脑力特征、能利用老年人所拥有的人力和社会资本的就业岗位,并避免卷入同年轻劳动力的竞争。需要指出的是,尽管老年人力资源开发成本较低,但发展适合老年人就业的产业仍然需要对老年人进行必要的教育投资和技能培训,以提升老年劳动力的就业能力。这不仅是学习型社会的应有之义,也是中国从人力资源大国发展成人力资本强国的重要举措。

另一方面,目前世界大多数国家实行的养老保险从实物经济的视角来看都是靠后代养老的计划,养老金增长的物质基础始终是下一代就业人口的增长及其劳动生产率的提高。我国当前的社会保险系统正面临"系统老龄化",因此亟需开展前瞻性的制度设计研究,以保证我国社会保障体系在深度老龄化的过程中长期持续平衡。毫无疑问,投资人力资本和推动产业升级应成为我国老龄化应对中最重要的制度安排之一,即所谓"以质量换数量"的发展战略。为实现这些目标并为制度创新及变迁提供条件,政府应将已收获的"人口红利"更多地投资于教育、卫生和福利等直接关乎未来人口劳动生产率的部门,并推动建立真正意义上的终身教育体系,使劳动力始终保持与社会经济发展相适应的知识和技能水平,真正落实"积极老龄化"的战略目标。

（四）强调"医养康护结合"的"大照护"概念，优先重点解决失能老人长期照护

从中长期来看，人口老龄化造成的最大压力不是老年人的生活费用，而是医疗费用。自 2015 年底以来，"医养结合"的议题日趋升温。然而对于老年人口中的绝大部分而言，最为迫切需要的并不是以诊断、治疗和手术为主的医疗服务，而是日常生活照料和非治疗性康复护理，即"长期照护服务"。尤其当前我国老年人口的年龄结构仍然年轻，20 世纪 50 年代"婴儿潮"期间出生人口进入高龄（80 岁及以上）阶段还有 15 年左右，这是完善我国养老服务体系的重要"窗口期"。在此期间，国家应在"健康中国"的大战略中着重发展老年长期照护服务，强调"医养康护结合"，并在其基础上大力推动"社会服务"建设。西方发达国家的实践已表明，除了必需的医疗服务，通过"社会服务"和"医疗服务"的不同途径提供同样的公共服务内容，前者费用平均比后者降低 30% 及以上。

还需要指出的是，我国目前养老制度安排的一个误区是过于追求面面俱到，但缺乏重点突破。当前，长期照护服务的重点对象应首先聚焦于失能失智老人。老年人失能失智状态的产生和发展及其生存期都有较稳定的规律，且老年人在生命最后阶段的生活需求相对稳定和有限，这都为提高政策命中率和有效性奠定了基础。

（五）将支持家庭建设作为中国老龄社会治理的一个重点乃至特点

支持家庭建设应成为我国老龄化应对中的一个特色以及重点，这样做不仅能短期收效，而且有助于政策体系的可持续发展。除了需尽快将生育政策调整与家庭政策完善相协调，国家更应在厘清政府、市场、社会和家庭的责任边界的基础上，尝试以家庭整体作为基本福利对象，推行制定以家庭或家庭户为单位的社会政策，并给予承担养老或抚幼责任的家庭更多支持与帮助。对于有养老需求的中低收入乃至贫困家庭给予直接资助，将是中国反贫困战略的重要

内容,也是在新型城镇化过程中平衡新农村发展的一个重要方面(彭希哲、胡湛,2015)。

此外,已有多项调查表明,目前"儿童照护服务"和"老年居家陪护服务"均供需失衡,这不仅凸显家庭服务缺位,还极大制约了老年人力资本有效开发,甚至在一定程度上导致了推行"延迟退休年龄"政策的困难。政府应着力扶持和规范家庭服务业,研究家庭服务专业化和职业化发展的策略,论证"政府购买服务"的可操作性,并在总结各地已有实践基础上逐步建立效果评估体系以适时推广完善。

(六) 善用"人口红利",论证在全球化背景下收获新型红利的可能性

我国尚处于收获"人口红利"的最后窗口期。政府应当在新型城镇化和户籍制度改革等基础上进一步鼓励有序的人口流动迁移,利用不同地区老龄化程度的差异,采取相应的错位发展策略,尽可能延长不同地区"人口红利"机会窗口的开启时期,最大限度地收获最后的传统"人口红利",并将之更多地投入教育和健康事业以使"人口红利"实现从数量型向质量型的转型。

需要特别指出,传统"人口红利"的收获条件是充分就业和足够多的年轻劳动力,尽管我国已不再完全具备这些条件,但全球范围内还有收获"人口红利"的巨大机会。在过去的30多年中,发达国家借助对外直接投资等方式从我国"人口红利"中获益巨大。在未来的几十年中,我们有理由认真思考如何才能从对发展中国家大量年轻人口的有效利用中获益,并同时带动当地经济发展,实现双赢。随着改革的深化和发展的继续,如能利用有利的国际贸易和政治经济环境,以及"一带一路"建设等,中国将可能在全球化的背景下收获新的"人口红利"。尽管存在贸易保护主义的回潮,但全球经济日益融合,对经济利益和发展资源的争夺在一定意义上也就是各国为应对老龄社会而进行资源配置的过程。中国有必要也完全可能突破国内经济资源的限制,从全球化的高度思考我们的老龄社会应对战略。

（七）充分重视科技发展对老年人发展和老龄政策设计的影响

科技发展正在深度改变人类现有的生产生活方式、产业格局、社会结构以及政治形态。一方面，中国的人口老龄化进程与信息技术的飞速发展相同步，这些技术产业发展能够有效提高社会"老而不衰"的程度，不仅可以降低老年人自理的生理门槛，而且可以促进老年人生产方式和社会角色的转变。我国已初步形成了包括医疗健康电子产品制造、系统集成、服务运营等在内的智慧健康养老产业链，未来无疑需要更多的政策扶持。随着人工智能和机器人技术的发展，人口老龄化将激发服务机器人需求的增长，从而有效弥补因劳动力减少而出现养老护理人才缺失与结构失衡等现象。另一方面，科学技术的发展，尤其是人工智能和机器人技术的升级，尽管会缓解老龄社会劳动力减少的困境并有效提升生产力水平，但也会对传统就业市场产生结构性冲击，并进而影响整个社会应对老龄化的资源格局。人工智能、物联网、生命科学在改变当今和未来世界的生产和生活方式的同时，也极大地重构着我们应对老龄社会的战略格局和政策工具，对此应未雨绸缪。

（八）积极论证如何将老龄社会的"中国特色"转换为"中国优势"

如何系统应对老龄社会对全球社会都是一个亟待解决的新问题，先期老龄化国家确有许多成功经验可为我所借鉴，我国学术界和政府部门近年在有关养老问题上的咨政建议和政策举措亦大多以先期老龄化国家的经验为基础，这在我国老龄研究的发展初期是一个必然选择。然而，治理模式转型和制度体系改革是一个持续的过程，各国之间存在某些共同趋势，但更多表现出显著的差异和个性特征，无法简单地模仿引用。中国国情及其所处时代的特殊性，使应对老龄化的中国方案必须基于中国思考。中国有强大而稳定的政府，其组织能力和资源配置能力使得在应对养老金等复杂议题时具备较大的灵活性和创新可能性(例如国有资产划转充实社保基金),这也是我们的制度优势在应对老龄社会挑战中的集中体现。中国的大国优势与区域多样性也将为老龄社会治理提供宏观战略的施展舞台,并为资源配置提供巨大的灵活性和政策腾挪空间。我们还有历史悠久的养老、孝老和敬老、尊老文化传统,这些传承数千年的中国文化是中华文明得以延续的重要基础,也将奠定中国式养老的伦理价值基础,并极大拓展养老资源乃至应对老龄社会的资源格局。不仅如此,家庭始终是中国社会的中坚力量,中国家庭对代际责任和代际公平的诉求会在消化吸收社会转型成本的同时保持社会稳定,这将为我们应对老龄社会提供独特的优势和资源,并关系到当下中国社会能否在老龄化的前提下顺利完成传统与现代的历史转换。应对老龄化的中国治理方案无疑应基于这些"中国特征",并逐渐将其转换为"中国优势"(胡湛、彭希哲,2018)。

最后,作为一种全新且难以逆转的人口和社会形态,人口老龄化已成为新的基本国情。传统建立在年轻人口占绝对主体基础之上的社会治理模式和制度安排架构都需要根据老龄化的发展态势作出相应调整及重构。每一个个体、家庭、社区、组织,乃至整个市场、社会和政府,都必须在适应这种人口学变化的前提下更新或改变原有的生产生活方式、资源配置方式和制度安排结构,原有治理理念和治理模式也涉及重新选择。历史一次次地证明,机遇往往与挑战共存。中国人口老龄化演进的过程与实现中国社会主义现代化强国的进程在时间上基本同步,"中国梦"的实现将以老龄化为时代背景之一,随着其间全球社会经济形势的快速变化和现代科学技术的迅猛发展,中国的政治体制、经济体量、人口规模、区域差异、文化传统、家庭伦理等基本国情为我们应对人口老龄化提供了丰沛的资源禀赋和多元化的治理路径。我们坚信,未来的中国老龄社会必将是一个"不分年龄,人人共建共治共享"的社会,只有在这样的社会治理格局下,才能真正化解"人民日益增长的美好生活需要和不平衡不充分的发展之间的矛盾"。

参考文献

［1］Frey C B，Osborne M A. The Future of Employment：How Suscepti-ble are Jobs to Computerisation？［J］. Technological Forecasting and Social Change，2017(114).

［2］Korinek A，Stiglitz J E. Artificial Intelligence and its Implications for Income Distribution and Unemployment［R］. National Bureau of Economic Re-search，2017.

［3］Zeng Y，Feng Q，Hesketh T，et al. Survival，Disabilities in Activities of Daily Living，and Physical and Cognitive Functioning among the Oldest-old in China：A Cohort Study［J］. The Lancet，2017(389).

［4］蔡昉、王美艳."未富先老"对经济增长可持续性的挑战［J］.宏观经济研究，2006(6).

［5］国务院.国家人口发展规划(2016—2030 年). 中华人民共和国中央人民政府网，http://www.gov.cn/zhengce/content/2017-01/25/content_5163309.htm，2016.

［6］胡湛、彭希哲.应对中国人口老龄化的治理选择［J］.中国社会科学，2018(12).

［7］胡湛、彭希哲.重新诠释"计划生育"的内涵——实现"家庭自主生育"转型并避免误读"鼓励生育"［J］.探索与争鸣，2019(1).

［8］马春华、石金群、李银河、王震宇、唐灿.中国城市家庭变迁的趋势和最新发现［J］.社会学研究，2011(2).

［9］潘允康、阮丹青.中国城市家庭网［J］.浙江学刊，1995(3).

［10］彭希哲、胡湛.当代中国家庭变迁与家庭政策重构［J］.中国社会科学，2015(12).

［11］彭希哲、胡湛.公共政策视角下的中国人口老龄化［J］.中国社会科学，2011(3).

［12］王跃生.个体家庭、网络家庭和亲属圈家庭分析——历史与现实相结合的视角［J］.开放时代，2010(4).

［13］习近平.决胜全面建成小康社会，夺取新时代中国特色社会主义伟大胜利——在中国共产党第十九次全国代表大会上的报告.中华人民共和国中

央人民政府网,http://www.gov.cn/zhuanti/2017-10/27/content_5234876. htm,2017.

[14] 徐安琪.城市家庭社会网络的现状和变迁[J].上海社会科学院学术季刊,1995(2).

[15] 翟振武、李龙.老年标准和定义的再探讨[J].人口研究,2014(6).

[16] 张文娟、魏蒙.中国老年人的失能水平和时间估计——基于合并数据的分析[J].人口研究,2015a(5).

[17] 张文娟、魏蒙.中国老年人的失能水平到底有多高?——多个数据来源的比较[J].人口研究,2015b(3).

[18] 朱勤.城镇化对中国城乡人口老龄化影响的量化分析[J].中国人口科学,2014(5).

2003—2018 年浙江省农户家庭
劳动力就业变化

高晶晶　　史清华

[摘要]　运用全国农村固定观察点的户级数据,本文考察了 2003—2018 年浙江省农户家庭劳动力就业情况的变化历程及趋势。研究发现,2003 年以来,浙江农户的劳动力就业配置已与之前发生了较大变化。首先,农户劳动力就业的非农化趋势在不断加强。随着年龄增长,不少老龄劳动力会返回村庄重新进行农业劳作。因此,从事家庭农业生产经营劳动力的老龄化和低文化程度特征日益明显。其次,农村劳动力本身的老龄化趋势在不断加强,家庭劳动力的负担程度整体上也在不断增加。其三,虽然 16 年间浙江农户劳动力的受教育程度有所提升,但整体受教育程度依然偏低,并还存在一定的"重男轻女"现象,区域间教育不均衡的问题也依然存在。且除了基础教育外,职业教育覆盖面也还非常窄,尤其是年轻劳动力参与职业教育或培训的比例在减少。此外,浙江农户劳动力就业的非农化已呈现出一定的"离土不离乡"的特征。

　　[作者简介]高晶晶,上海交通大学安泰经济与管理学院博士;史清华,上海交通大学安泰经济与管理学院教授。
　　基金项目:教育部哲学社会科学研究重大课题攻关项目(20JZD031)。

[**关键词**] 劳动力流动;非农化;职业教育
[**中图分类号**] F323.6 [**文献标识码**] A

劳动力作为生产的基本要素之一,是小到一个家庭、大到一个地区或国家实现收入增长、经济发展的重要要素。在改革开放以前,正是由于制度对农村劳动力的束缚,农村的经济发展受到极大制约。随着改革开放的实施,农村劳动力的主观能动性和积极性得到有效地解放和激发,农业劳动生产率得到不断提高。与此同时,城镇化建设的进程也在不断加速。农村释放出的大量剩余劳动力开始向二、三产业和城镇转移,成为促进农民增收和国家经济发展的重要动力。但不少研究表明,在中国农村依然有一定的剩余劳动力,并在现阶段和未来的一定时期内都将持续存在(Kwan F.,2009;约翰·奈特等,2011;Golley J. and Meng X.,2011)。如何切实推动农村劳动力就业实现逐步转移并使其得到有效安置成为解决中国"三农"问题、实现城市化的中心环节和根本抓手(吴敬琏,2002;程名望等,2006;吕丹,2015)。为此,从 2014 年起,连续六年的中央一号文件均明确提出促进农村劳动力转移就业的工作要求。王卫东和张林秀(2020)基于多期全国范围的农村调查数据,对农村劳动力市场的就业演进进行了剖析。但由于全国各地经济发展水平存在较大差异,不同地区农村劳动力就业转移的具体情况和阶段也相差较大。从全国来看,浙江省是我国改革开放以来经济发展较快的地区之一,其在城镇化建设和农村劳动力就业转移方面也一直处于全国的发展示范地位,故可为其他地区提供经验(吴敬琏,2002)。但现有文献中还相对比较缺乏微观视角下对浙江农户家庭劳动力近十几年间就业情况变化历程进行阐述和梳理的基础研究。因此,本文围绕农村劳动力就业的主题,基于浙江省农村固定观察点持续追踪调查的户级数据,详细考察和分析了 2003—2018 年间浙江省十个观察村农户劳动力就业分布、劳动力素质等方面的发展变化历程和现状,以对近十几年间浙江省农村劳动力就业变迁形成一个必要的基础了解和认识,并从中总结其出现的问题和经验为其他地区的发展提供参考与借鉴。

一、劳动力的职业选择

(一)职业选择

随着城镇化进程的发展,农村劳动力外出就业的机会不断增加,可以不再局限于以从事家庭经营的农业劳作为主,而有了更多的选择空间,非农化的就业趋势进一步加强。从表 1 的农户家庭劳动力就业分布中可以明显看出,2003—2018 年,浙江省十个观察村的农户家庭劳动力①中从事最多的职业为"受雇劳动者",这一职业的从业比例整体上平均为 35.74%。第二大职业为"家庭经营农业劳动者",占比为 19.50%。除其他外,排名第三位的为家庭经营中从事非农业的劳动者,平均占比 13.39%。从演变趋势上来看,2003 年受雇劳动者的占比即已超过家庭经营中的农业劳动力,并在接下来的 16 年中持续地平稳增长,到 2018 年达到 39.72%,与观察期初相比增加了 7.69 个百分点。与此同时,家庭经营非农业劳动者的比重也在逐步波动增加,2018 年达到 15.19%,与观察期初相比增加了 3.29 个百分点。与这两类主要的非农职业劳动力占比不断增加相对应的是,家庭经营中的农业劳动者比例在以更快的速度持续下降。由 2003 年的 23.32% 变为 2018 年的 14.91%,平均每年减少0.56 个百分点。在 2018 年,其占比甚至进一步低于了家庭经营中的非农业劳动者,成为除其他外排名第三位的职业。

此外还值得注意的是,时间序列上农户家庭劳动力在非农行业中自主经营的比重也在逐步减少。个体、合伙工商劳动经营者和私营企业经营者的占比分别从 2003 年的 8.39% 和 5.75% 下降到 2018

---

① 我们将年龄 16 周岁及以上、非学生、健康状况非"差"或"丧失劳动能力"的家庭成员视为劳动力。

表1　浙江省十个观察村农户家庭劳动力就业职业分布

单位:%

年份	1	2	3	4	5	6	7	8
2003	23.32	11.90	32.03	8.39	5.75	1.12	1.60	15.89
2004	22.47	12.83	32.19	8.61	5.66	1.20	1.51	15.54
2005	21.31	14.52	32.13	7.47	5.41	1.46	1.55	16.15
2006	23.50	13.59	30.38	7.59	4.24	1.44	1.52	17.75
2007	21.54	13.42	31.43	7.80	4.42	1.85	1.69	17.85
2008	20.95	12.49	34.41	7.57	4.35	1.93	1.69	16.60
2009	20.02	14.33	36.16	7.50	3.38	2.31	1.73	14.58
2010	21.74	13.59	35.99	7.31	4.31	2.62	1.22	13.21
2011	18.73	12.74	38.13	7.15	3.53	2.38	2.05	15.28
2012	18.39	13.38	38.80	6.02	2.68	2.42	2.01	16.30
2013	16.95	13.15	37.94	6.83	3.71	2.61	2.19	16.61
2014	16.62	12.74	37.55	6.67	3.46	2.19	1.69	19.07
2015	17.31	12.92	38.59	6.12	4.05	2.33	1.64	17.05
2016	16.39	14.08	38.71	5.14	4.16	2.13	1.77	17.63
2017	16.42	13.79	39.47	4.81	3.81	2.27	1.91	17.51
2018	14.91	15.19	39.72	4.43	2.45	2.74	2.83	17.74
2003—2018	19.50	13.39	35.74	6.89	4.11	2.05	1.78	16.55

注:职业编号分别为:"1"表示家庭经营农业劳动者,"2"表示家庭经营非农业劳动者,"3"表示受雇劳动者,"4"表示个体、合伙工商劳动、经营者,"5"表示私营企业经营者,"6"表示乡村及国家干部,"7"表示教育、科技、医疗卫生和文化艺术工作者,"8"表示其他劳动力。下同。

年的4.43%和2.45%,减少幅度分别达到了47.20%和57.39%。因此,从整体上来看,农户劳动力就业非农化的趋势更具体地讲可以说是"外出务工化",由传统农业生产者逐步变为新时期各非农产业中的"新产业工人"。

从村际视角来看,具体不同观察村之间劳动力就业的职业分布存在较大差异(如表2所示)。在三大主要的职业选择上,石板堰村的农户劳动力一直以来即均是以从事家庭经营的农业为主,并至今

依然如此。2018 年其占比为 68.75％,与 2003 年相比还增加了
17.16 个百分点,而当年受雇劳动者和家庭经营中的非农业劳动者
比例则均仅有 13.54％。与其明显相反的是西蜀阜村、庙堰村和金
后村,这三个观察村自 2003 年起即很少有从事家庭农业生产的劳
动者,并分别从 2005 年、2012 年和 2016 年开始完全不再有此类的
劳动力,它们从事最多的职业是受雇劳动者,2018 年的占比分别
为 48.70％、43.14％和 38.68％。可见,石板堰村是典型的以农户
家庭劳动为主的传统农业村,西蜀阜村、庙堰村和金后村则早已
不再是传统意义上务农的农村。特别是西蜀阜村和庙堰村,是典
型的"务工村"。

表 2　农户家庭劳动力主要职业的村际分布及变化

单位：％

| 年份 | 家庭经营农业劳动者 | | | | | | | | | |
	龙上	永丰	余北	西蜀阜	庙堰	新民	金后	鸬鹚门	河边	石板堰
2003	37.41	51.37	18.25	0.88	1.12	10.60	2.33	15.32	31.97	51.59
2004	33.80	50.68	15.63	0.92	2.27	10.00	1.55	14.29	27.27	54.69
2005	37.06	48.99	16.53	0.00	2.27	10.27	0.79	16.04	24.79	66.67
2006	42.86	49.67	14.73	0.00	2.30	10.88	0.80	14.02	22.58	60.16
2007	36.81	45.75	14.04	0.00	1.04	10.14	0.74	12.96	19.20	60.00
2008	34.01	42.58	13.91	0.00	1.08	12.14	0.00	12.96	18.90	59.50
2009	33.79	36.94	9.24	0.00	4.05	10.56	0.84	10.48	20.47	55.65
2010	29.86	36.50	10.17	—	4.00	12.78	0.88	9.80	22.13	56.56
2011	29.86	36.73	11.86	0.00	1.30	13.53	0.00	12.62	14.60	54.17
2012	34.04	32.24	8.04	0.00	0.00	14.63	1.64	11.32	15.00	54.24
2013	27.08	30.41	6.14	0.00	0.00	14.75	0.00	11.01	15.00	57.41
2014	28.78	22.29	3.70	0.00	0.00	15.45	0.81	8.57	17.24	63.81
2015	33.33	23.64	5.77	0.00	0.00	16.53	0.84	7.55	13.33	63.81
2016	30.95	21.89	5.00	0.00	0.00	16.41	0.00	6.42	9.40	60.75
2017	28.13	21.30	3.45	0.00	0.00	14.73	0.00	6.54	9.48	70.41
2018	27.05	18.29	0.00	0.00	0.00	13.28	0.00	5.56	7.50	68.75
2003—2018	32.91	35.11	10.26	0.12	1.25	12.77	0.72	10.98	18.32	59.28

（续表）

年份	家庭经营非农业劳动者									
	龙上	永丰	余北	西蜀阜	庙堰	新民	金后	鹁鸪门	河边	石板堰
2003	7.19	6.16	14.29	14.16	14.61	26.49	14.73	0.90	13.11	5.56
2004	11.27	6.76	13.28	15.60	13.64	25.33	13.18	2.68	18.18	7.03
2005	13.99	10.74	14.05	18.18	13.64	28.08	13.39	0.94	17.09	8.77
2006	10.20	13.73	11.63	16.51	12.64	28.57	15.20	1.87	16.13	5.69
2007	14.58	18.95	9.65	16.04	9.38	27.54	8.89	1.85	17.60	4.80
2008	12.93	14.84	9.57	15.69	5.38	25.71	9.02	1.85	17.32	7.44
2009	12.41	12.10	11.76	21.57	9.46	25.35	14.29	1.90	17.32	13.71
2010	13.19	11.68	11.02	—	8.00	29.32	11.40	1.96	17.21	13.11
2011	9.03	7.48	11.02	16.52	10.39	30.08	11.38	0.97	14.60	13.33
2012	10.64	8.55	7.14	11.38	11.39	33.33	10.66	2.83	23.33	13.56
2013	12.50	10.81	7.02	11.67	11.39	36.07	8.20	0.92	18.33	12.96
2014	11.51	11.45	8.33	9.76	10.39	31.71	9.76	1.90	17.24	13.33
2015	6.82	10.30	9.62	11.01	16.25	30.58	12.61	0.94	17.50	14.29
2016	5.56	9.47	9.00	13.04	15.79	32.03	14.29	0.92	26.50	14.02
2017	7.81	9.47	6.90	14.13	16.22	35.66	11.76	0.93	19.83	13.27
2018	5.74	7.32	11.11	7.83	13.73	32.81	11.32	0.93	60.00	13.54
2003—2018	10.46	10.61	10.48	14.09	11.93	29.71	11.85	1.52	19.78	10.77

年份	受雇劳动者									
	龙上	永丰	余北	西蜀阜	庙堰	新民	金后	鹁鸪门	河边	石板堰
2003	34.53	23.29	39.68	58.41	44.94	37.75	27.91	33.33	13.93	12.70
2004	38.73	22.97	42.19	58.72	46.59	36.67	24.03	39.29	9.92	10.94
2005	29.37	24.16	36.36	58.18	47.73	34.93	22.05	34.91	18.80	14.04
2006	27.21	19.61	38.76	56.88	51.72	34.01	24.00	35.51	19.35	8.94
2007	32.64	20.26	40.35	57.55	52.08	34.78	28.15	37.04	16.80	7.20
2008	38.78	27.74	38.26	59.80	56.99	38.57	24.81	38.89	19.69	12.40
2009	38.62	35.03	42.02	56.86	48.65	47.89	32.77	38.10	18.90	10.48
2010	45.83	40.88	44.92	—	56.00	39.85	32.46	39.22	17.21	13.11
2011	45.14	42.18	44.92	57.39	57.14	32.33	33.33	38.83	24.09	14.17
2012	40.43	44.74	52.68	53.66	58.23	30.08	28.69	37.74	30.83	16.10
2013	39.58	43.92	54.39	50.00	58.23	28.69	30.33	36.70	28.33	12.96
2014	41.73	36.14	60.19	47.15	57.14	31.71	34.15	37.14	25.86	9.52
2015	45.45	36.97	57.69	52.29	53.75	33.06	33.61	44.34	25.83	8.57

年份	受雇劳动者									
	龙上	永丰	余北	西蜀阜	庙堰	新民	金后	鹁鸪门	河边	石板堰
2016	46.83	36.69	55.00	60.87	51.32	26.56	39.05	45.87	20.51	15.89
2017	53.13	38.46	60.92	54.35	50.00	27.91	39.22	44.86	23.28	11.22
2018	53.28	42.07	53.33	48.70	43.14	39.84	38.68	39.81	16.25	13.54
2003—2018	40.41	33.54	46.92	55.18	52.22	34.87	30.47	38.84	20.67	11.89

此外，之前农户以务农为主的农村在 16 年间其就业也逐步非农化。家庭农业劳动者的比例持续大幅下降，以永丰村、龙上村、河边村等为代表，特别是永丰村。在观察期初的 2003 年，永丰的农户还是以务农为主，职业为家庭农业劳动者的劳动力占比为 51.37%，之后便持续减少，至 2018 年该类劳动力的比例已仅有 18.29%。16 年间，其从事家庭农业劳动的劳动力占比下降了 64.39%，平均每年减少 6.65%。同样地，龙上村和河边村家庭农业劳动者的比例分别从 2003 年的 37.41% 和 31.97% 下降到 2018 年的 27.05% 和 7.5%，河边村这一比例的减少幅度高达 76.54%。而之前家庭经营农业劳动者比例已经较低的如余北村、鹁鸪门村，其占比也进一步下降，分别从 18.25% 和 15.32% 减少为 0 和 5.56%。不过，虽然各村农户劳动力就业均在趋于非农化，却也有不同的方向。如永丰村、龙上村、余北村以受雇劳动者为主，其占比分别从 2003 年的 23.29%、34.53% 和 39.68% 增长至 42.07%、53.28% 和 53.33%。而新民村和河边村则有相当一部分从事非农行业的劳动力为家庭自主经营，2018 年其占比分别达到 32.81% 和 60.00%。

（二）职业选择与性别

就劳动力职业选择与性别的关系看（如表 3 所示），浙江省十个观察村中男性和女性劳动力的职业选择没有特别显著的差异。就三种主要的职业（家庭经营农业劳动者、家庭经营非农业劳动者和受雇劳动者)来看,不管是男性还是女性,第一大职业均为"受雇劳动者",并在时间序列上均稳步增长,分别从 2003 年的 34.30%、29.58%增长到 2018 年的 44.50%和 34.27%,年平均增长速度分别为 1.76%和 0.99%。与此同时,从事家庭经营农业的比例则均有较大幅度的减少。2018 年男性选择从事该职业的比例降至 17.55%,与观察期初相比减少了 6.38 个百分点。而女性选择这一职业比例的下降幅度还要更大,16 年间减少了 10.79 个百分点,至 2018 年女性选择家庭内经营农业的人数仅剩 11.90%。此外,男性中乡村及国家干部的占比相对较高,整体上是女性的两倍多。而女性中,职业为教育、科技、医疗卫生和文化艺术工作者的劳动力比例则高于男性,同样大约是其两倍。

表 3　分性别的农户家庭劳动力职业分布

单位:%

年份	男性							
	1	2	3	4	5	6	7	8
2003	23.93	12.96	34.30	9.60	7.16	1.68	0.91	9.45
2004	23.10	13.83	34.19	10.03	7.14	1.52	1.06	9.12
2005	23.82	14.35	34.07	8.36	6.62	2.05	1.26	9.46
2006	24.35	13.85	32.88	8.68	5.48	2.13	1.07	11.57
2007	22.44	13.13	34.35	9.31	5.65	2.29	1.22	11.60
2008	20.98	13.02	38.13	8.88	5.36	2.45	1.38	9.80
2009	20.84	14.93	39.04	8.86	3.42	2.95	1.40	8.55
2010	23.04	13.44	37.35	8.90	4.71	3.49	1.22	7.85
2011	20.25	13.04	40.49	8.90	3.99	3.07	1.69	8.59
2012	19.28	13.79	42.16	7.52	2.98	3.13	1.57	9.56
2013	17.59	12.84	42.16	8.40	4.12	3.49	1.43	9.98
2014	17.17	12.40	42.77	7.79	4.13	2.86	0.95	11.92
2015	18.42	12.44	42.49	6.79	4.85	3.07	0.97	10.99
2016	18.09	14.07	42.88	5.86	4.69	2.85	1.01	10.55
2017	17.55	14.14	44.63	5.11	4.09	3.07	1.36	10.05
2018	17.55	15.96	44.50	5.32	2.48	3.55	1.24	9.40
2003—2018	20.59	13.62	39.03	8.07	4.84	2.71	1.23	9.91

（续表）

年份	女 性							
	1	2	3	4	5	6	7	8
2003	22.69	10.59	29.58	7.06	4.20	0.50	2.35	23.03
2004	21.78	11.73	29.98	7.04	4.02	0.84	2.01	22.61
2005	18.30	14.72	29.81	6.42	3.96	0.75	1.89	24.15
2006	22.56	13.30	27.61	6.40	2.86	0.67	2.02	24.58
2007	20.58	13.78	28.06	6.12	3.06	1.36	2.21	24.83
2008	20.92	11.90	30.27	6.12	3.23	1.36	2.04	24.15
2009	19.09	13.66	32.92	5.95	3.33	1.58	2.10	21.37
2010	20.24	13.77	34.41	5.47	3.85	1.62	1.21	19.43
2011	16.99	12.39	35.40	5.13	3.01	1.59	2.48	23.01
2012	17.38	12.90	34.95	4.30	2.33	1.61	2.51	24.01
2013	16.22	13.51	33.15	5.05	3.24	1.62	3.06	24.14
2014	16.01	13.13	31.65	5.40	2.70	1.44	2.52	27.16
2015	16.08	13.49	34.01	5.36	3.14	1.48	2.40	24.03
2016	14.47	14.10	34.02	4.32	3.57	1.32	2.63	25.56
2017	15.15	13.40	33.59	4.47	3.50	1.36	2.52	26.02
2018	11.90	14.31	34.27	3.43	2.42	1.81	4.64	27.22
2003—2018	18.28	13.13	32.01	5.54	3.28	1.30	2.40	24.07

综上可见,在浙江省农户劳动力非农转移的进程中,女性也是不可忽视的重要部分。这一点,与其他省农村妇女大多滞留农村主要从事家庭农业生产的情况有显著不同(彭小辉等,2017)。可见,浙江省作为我国改革开放以来经济发展较快的地区之一,在其开放、奋进的文化环境下,妇女并未如传统观念里被束缚在家中,而与男性一样,整体上有相对较广泛的职业选择空间,在家庭经济生活中贡献重要的女性力量。随着未来城镇化的进一步发展,城市生活对服务型行业的需求将进一步增加,可以预计如家政、月嫂、护工等行业对女性劳动力的需求也会进一步加大,可能将吸引更多的农村女性劳动力转移。

(三)职业选择与年龄

从表 4 来看,随着劳动力年龄的增加,选择作为"受雇劳动者"的比例整体上显著减少。在 16—25 岁年龄组中,其比例过半(54.53%),是该年龄段劳动者最主要从事的职业。而到了 66 岁及以上年龄组已下降至 18.99%,仅是 16—25 岁年龄组的 34.82%。在 45 岁及以前,各年龄段劳动力选择比重第二大的职业均为家庭经营的非农业劳动。而在 45 岁以后,各年龄组的第二大职业则变为传统的家庭经营农业劳动。随着年龄的增长,选择从事家庭农业经营的劳动力比重显著增加,由 16—25 岁年龄组的 3.11% 上升至 66 岁及以上年龄组的 30.92%,提高了 8.94 倍。

表 4 各年龄段农村劳动力职业分布变化及性别间的差异

单位:%

职业	总体						
	16—25 岁	26—35 岁	36—45 岁	46—55 岁	56—65 岁	66 岁及以上	合计
1	3.11	6.26	16.15	23.21	29.76	30.92	19.50
2	8.12	13.62	18.38	16.28	10.04	7.31	13.39
3	54.53	46.86	36.10	32.13	30.89	18.99	35.74
4	5.07	9.83	11.59	7.35	3.07	1.23	6.89
5	2.09	4.68	6.22	5.07	3.19	0.00	4.11
6	1.14	2.53	2.20	2.41	1.82	1.17	2.05
7	4.19	3.79	1.97	0.65	0.71	1.23	1.78
8	21.75	12.45	7.39	12.89	20.51	39.16	16.55

职业	男性						
	16—25 岁	26—35 岁	36—45 岁	46—55 岁	56—65 岁	66 岁及以上	合计
1	3.15	6.39	17.90	24.10	29.42	34.49	20.59
2	9.70	13.66	19.89	16.32	10.11	7.52	13.62
3	54.06	48.07	35.28	35.68	39.44	25.85	39.03
4	6.42	11.84	13.41	9.15	3.49	1.79	8.07
5	3.39	5.98	6.48	5.97	4.28	0.00	4.84
6	1.09	2.52	2.67	3.83	2.92	1.32	2.71
7	1.45	2.17	1.53	0.66	0.84	1.22	1.23
8	20.73	9.38	2.84	4.29	9.50	27.82	9.91

（续表）

职业	女 性						
	16—25 岁	26—35 岁	36—45 岁	46—55 岁	56—65 岁	66 岁及以上	合计
1	3.06	6.10	14.40	22.33	30.20	25.04	18.28
2	6.39	13.57	16.81	16.25	9.96	6.96	13.13
3	54.99	45.44	36.95	28.62	20.19	7.73	32.01
4	3.60	7.47	9.75	5.59	2.54	0.31	5.54
5	0.67	3.15	5.97	4.18	1.83	0.00	3.28
6	1.20	2.54	1.72	1.01	0.44	0.93	1.30
7	7.19	5.69	2.41	0.65	0.55	1.24	2.40
8	22.90	16.04	11.99	21.36	34.29	57.81	24.07

综合这三大主要职业的变化,可以明显看出年轻一代的农户劳动力已很少选择家庭务农作为职业,大多数都直接进入非农行业工作,并以外出受雇务工为主。而随着年龄的增长,选择从事家庭农业经营的劳动力比重才大幅增加。这一不同年龄段农户劳动力职业选择变化的背后,或许有一些是花甲之年落叶归根的主观偏好,但某种程度上讲可能也是现实社会条件下的无奈之举。城镇建设和经济发展中吸纳农村劳动力的工作多以体力劳动为主,但受限于当前户籍、教育、社保等各方面的制度壁垒,大多数农村劳动力并不能最终留在自己年轻时挥洒汗水参与建设的城镇养老生活。随着年龄增长,受到体力、精力的限制,年长农村劳动力在外受雇工作的机会大幅减少,只能返乡重操"老本行"。因此,农村家庭农业生产经营便呈现出明显的老龄化趋势,从图 1 中可以更清晰地看出这一结果。从 2003—2018 年,从事家庭农业劳动力的年龄分布波峰发生明显右移,主要年龄段已由 51—55 岁上升至 61—65 岁。可见,加快培育农业经营的新生力量、使农业生产后继有人是目前迫切需要解决的重要现实问题。

更具体地分性别来看,年轻人以从事非农职业为主、选择进行家庭农业经营的劳动力比重随年龄段增长而增加的趋势与整体分

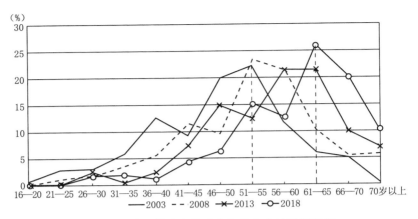

图 1　家庭经营农业劳动者年龄分布的时间变化

布中保持一致。不过,女性年长劳动力中"受雇劳动者"比例的减少幅度相对更大。在 66 岁及以上的男性劳动力中,尚有 25.85% 为受雇劳动者,但女性同年龄段中的这一比例则锐减至 7.73%。这一结果再次印证了当前农村劳动力外出受雇以从事体力劳动为主,女性老龄劳动力受到的限制将更大,职业选择空间相对更局限。

(四) 职业选择与受教育程度

就农户家庭劳动力职业选择与文化程度的关系来看(如表 5 所示),整体上在不同文化程度的劳动力群体中,"受雇劳动者"均是其第一职业选择,且随着受教育年限的增加,其比例进一步增长。而与此相对应的,选择从事家庭经营农业的劳动力比重则大幅度减少。在受教育年限不足 3 年的劳动力中,27.68% 为受雇劳动者,26.62% 为家庭经营农业劳动者。而在受教育年限在 12 年及以上(即高中文化水平及以上)的劳动力组别,受雇劳动者的比重提高至48.05%,选择从事家庭农业的则仅剩 3.60%。更具体地,进一步从图 2 中各职业劳动力的平均受教育年限来看,纵向上从 2003—2018年,整体上劳动力的受教育时长基本均有所增加,从平均 6.40 年提高至 7.85 年。但从横向上来看,家庭农业经营劳动者的受教育年限依然为最低,2018 年与 2003 年相比虽然增加了 0.79 年,但平均仍仅有 6.28 年,比整体均值还要少 1.56 年。

表 5　浙江省十个观察村劳动力职业选择与受教育年限及其性别的关系

单位:%

职业	受教育时长					合计
	不足 3 年	3—6 年	6—9 年	9—12 年	12 年及以上	
1	26.62	28.05	17.79	20.04	3.60	19.50
2	7.98	16.19	15.10	13.94	10.02	13.39
3	27.68	30.71	35.64	36.47	48.05	35.74
4	2.64	6.90	8.08	8.15	5.88	6.89
5	1.15	2.89	4.81	5.00	5.30	4.11
6	0.31	0.60	1.06	2.69	5.84	2.05
7	0.44	0.13	0.50	1.36	8.11	1.78
8	33.19	14.55	17.01	12.34	13.19	16.55

职业	男　性					合计
	不足 3 年	3—6 年	6—9 年	9—12 年	12 年及以上	
1	22.11	30.03	21.46	21.11	3.63	20.59
2	9.24	14.09	14.87	14.67	10.29	13.62
3	40.92	34.75	39.77	35.59	50.84	39.03
4	1.98	7.51	9.07	10.08	5.25	8.07
5	0.99	3.29	4.68	5.41	7.67	4.84
6	0.17	0.42	1.16	3.67	7.53	2.71
7	0.17	0.05	0.44	0.82	5.65	1.23
8	24.42	9.87	8.55	8.65	9.15	9.91

职业	女　性					合计
	不足 3 年	3—6 年	6—9 年	9—12 年	12 年及以上	
1	28.26	25.53	13.45	18.40	3.58	18.28
2	7.52	18.88	15.34	12.82	9.72	13.13
3	22.85	25.48	30.78	37.84	44.79	32.01
4	2.89	6.12	6.91	5.16	6.61	5.54
5	1.20	2.38	4.97	4.37	2.57	3.28
6	0.36	0.83	0.95	1.17	3.89	1.30
7	0.54	0.24	0.57	2.21	10.96	2.40
8	36.38	20.55	27.04	18.03	17.88	24.07

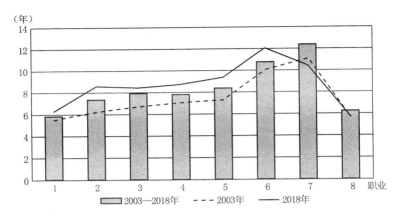

图 2 各职业劳动力平均受教育年限的时间变化

结合前文中的分析结果,高龄劳动力不断返回农村导致家庭农业生产的老龄化趋势,与此同时,他们的受教育水平也相对偏低,因此使得从事农业生产的劳动力群体又呈现出低文化程度的特点。而现代化农业势必需要懂技术、懂管理、整体素质较高的生产者,当前农村农业劳动力的数量和质量可能会在一定程度上制约未来现代化、绿色化农业的发展。因此,如何应对和解决这一制约、"未来由谁来种地"仍是亟待思考和回答的重要问题。

此外值得注意的是,从表 5 和图 2 中可以看出,文化程度相对更高的劳动力中"乡村及国家干部"和"教育、科技、医疗卫生和文化艺术工作者"的比重显著提高,乡村及国家干部的平均受教育年限也在时间趋势上表现出一定幅度的增加。这说明当前农村治理者的素质整体上有所提高,在一定程度上将有利于乡村振兴战略的推进实施和新农村的建设发展。

分性别来看,不同受教育程度的男、女劳动力职业选择与整体上的趋势基本一致。不过,女性中低文化程度劳动力从事家庭经营农业的比重相对更高,对于受教育时长不足 3 年和 3—6 年的女性,这均是她们第一大职业选择,说明受教育程度在女性劳动力职业选择中的影响相对更大。

二、劳动力年龄及负担变化

(一) 劳动力年龄变化趋势

从表 6 中可以看出,2003—2018 年,浙江省十个观察村农户家庭劳动力的平均年龄为 47.98 岁。而从时间趋势变化来看,自观察初期以来,劳动力的平均年龄呈持续稳步增加的趋势。由 2003 年的 43.28 岁增加至 2018 年的 53.02 岁,16 年间提高了近 10 岁,增幅达 22.50%。可见,农村劳动力老龄化的问题越来越严重。进一步分性别来看,2003—2018 年间,浙江省十个观察村女性劳动力的平均年龄为 47.63 岁,而男性为 48.31 岁,说明相对而言目前男性劳动力的老龄化程度更严重。但纵向来看,两性间的年龄差距在逐步缩小。在观察期初的 2003 年,女性劳动力的平均年龄比男性小 1.47 岁。到 2018 年,两者差距已缩小到 0.49 岁。16 年间,女性劳动力的平均年龄由 42.54 岁增至 52.77 岁,增长幅度为 24.05%,比男性劳动力的增幅高 3.01 个百分点,说明女性劳动力老龄化的速度快于男性。

从具体村庄来看,不同观察村间农户家庭劳动力的平均年龄存在一定差异。2003—2018 年,农户家庭劳动力平均年龄最高的观察村为余北村和庙堰村,最低的观察村为今后村,最高和最低之间相差 7.08 岁。十个观察村中,整体平均年龄超过 50 岁的有三个,除了余北和庙堰外,还有西蜀阜村。从时间变化趋势来看,各村农户家庭劳动力的平均年龄均在纵向上表现为增长趋势,但增长速度有所不同。其中增速最快、即老龄化趋势最快的为石板堰村,16 年间其劳动力平均年龄增长了 34.00%,年均增速为 1.97%。大部分村的增幅在 20%—30% 之间。增长最少的为永丰村,2018 年其劳动力平均年龄与 2003 年相比增长 7.32%,也是唯一一个增幅小于 10% 的观察村。

表6 浙江省十个观察村家庭劳动力的平均年龄及变化

单位:岁

年份	合计	村										性别	
		龙上	永丰	余北	西蜀阜	庙堰	新民	金后	鹤跨门	河边	石板堰	男	女
2003	43.28	42.39	47.29	46.31	45.02	48.33	40.96	38.46	43.62	42.91	39.72	44.01	42.54
2004	44.05	43.30	47.40	47.21	46.52	48.24	41.70	40.09	44.25	43.46	40.22	44.69	43.38
2005	45.41	43.28	48.40	49.06	46.61	48.42	43.13	41.52	45.87	43.94	45.72	45.80	44.97
2006	45.53	43.71	48.12	48.82	47.70	49.46	43.82	42.24	46.57	44.29	42.24	45.97	45.08
2007	45.68	43.76	47.95	49.33	48.20	48.71	44.77	41.79	47.26	44.75	42.45	46.24	45.11
2008	46.32	45.52	47.94	50.35	48.60	49.48	45.13	42.88	48.28	44.15	42.88	46.64	45.98
2009	46.77	45.65	48.20	49.79	49.50	50.96	45.61	42.92	49.23	44.80	43.76	47.27	46.25
2010	46.97	44.93	48.94	51.44	—	49.66	47.03	42.98	50.44	44.99	44.74	46.88	47.06
2011	47.73	45.80	49.05	51.73	50.70	49.87	47.47	43.59	51.36	45.01	45.53	48.00	47.44
2012	48.72	45.79	49.51	51.86	52.23	50.77	48.97	44.78	51.77	48.05	45.93	49.00	48.44
2013	49.42	46.81	50.06	52.14	52.98	51.26	49.77	45.41	51.61	48.46	48.05	49.83	48.99
2014	50.09	47.69	50.96	52.64	54.17	51.72	49.99	46.02	52.63	48.80	48.80	50.19	49.99
2015	50.95	49.24	50.97	53.59	54.12	52.65	50.70	46.63	53.71	49.80	50.55	51.15	50.73
2016	51.31	49.56	51.31	54.42	54.08	53.83	50.84	47.77	54.03	49.78	49.23	51.57	51.05
2017	52.26	50.32	52.24	55.10	54.81	55.19	51.98	47.97	54.74	50.72	51.96	52.41	52.10
2018	53.02	51.41	50.75	55.58	55.15	56.97	52.60	49.03	55.97	53.17	53.23	53.27	52.77
2003—2018	47.98	46.14	49.38	51.20	50.65	51.04	47.00	44.12	50.05	46.59	45.63	48.31	47.63

进一步地,如图 3 所示,不同类型劳动力的平均年龄也有较大差异。2003—2018 年,在村劳动力的平均年龄为 51.89 岁,整体上比外出劳动力高出 12.51 岁①。时间序列上与整体趋势一致,两类劳动力的平均年龄均在纵向上持续增加。其中,外出劳动力的平均年龄由 2003 年的 36.31 岁增至 2018 年的 43.63 岁,平均每年增加 1.23%。这一增长幅度略大于在村劳动力,但到 2018 年,在村劳动力的平均年龄仍比外出劳动力高 11.98 岁,达到了 55.61 岁。如前文所述,城市就业吸纳的雇工农村劳动力多以青壮年为主。因此,随着城镇化发展的不断推进、劳动力外出就业规模的不断扩大,一定程度上可以预见如不采取一定的政策鼓励和引导,未来留在农村的劳动力的老龄化趋势可能还会进一步加剧。而诸多研究表明(陈锡文等,2011;胡雪枝、钟甫宁,2012;徐娜、张莉琴,2014),农村人口老龄化会对农业生产、生产效率等产生负面影响,从而减缓农业经济发展。因此,如何增加农村人口活力是乡村振兴战略实施过程中需要重点考虑和解决的问题。

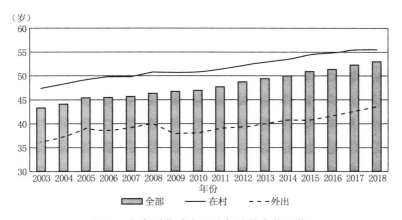

图 3 各类型劳动力平均年龄的变化趋势

① 本书外出劳动力的定义为外出从业时间超过 90 天以上的家庭劳动力,其余的即为在村劳动力,下同。

（二）劳动力负担程度及演变趋势

2003—2018年间，浙江省十个观察村农户家庭劳动力的负担程度整体上呈增加趋势，特别是从2007年开始，一直波动增长（如图4所示）。2003年，劳均负担平均为1.46人，2006年增长至1.57人/劳后，次年有所减少，往后十年便继续一直上升，由2007年的1.47人/劳增至2018年的1.55人/劳。在20世纪80年代开始推行实施的计划生育一孩政策，其政策调控结果已开始逐步显现，而近几年来结婚率、生育率持续走低，可以预计未来一段时期内农村劳动力老龄化程度和负担程度还将进一步加剧。

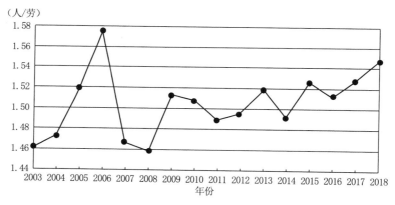

（人/劳）

图4　家庭劳动力负担程度及变化

从村际视角来看（如表7所示），不同村农户家庭劳动力负担程度间存在显著差异。2003—2018年，负担最重的为金后村，达到2.06人/劳，是唯一一个劳均负担超过2人的观察村。其次为西蜀阜村，为1.68人/劳。第三为余北村，为1.55人/劳。第四为永丰村，为1.50人/劳。其余村均在1.50人以下，负担最小的为新民村（1.26人/劳）。纵向上来看，时间序列上劳动力负担加重和减轻的村各半。其中，增加最多的同样为今后村，16年间其劳动力负担程度增加了52.81％。其次为鹁鸪门村，虽然当前其劳动力负担不算太大，但增长较快，2018年与2003年相比已增加了37.07％。龙上、永丰、新民、河边和石板堰五村的劳动力负担在 16 年间有所减轻,其中减少最多的为河边村,2018 年与 2003 年相比下降了 19.88%。

表 7　浙江省十个观察村家庭劳动力负担程度及变化

单位:人/劳

年份	龙上	永丰	余北	西蜀阜	庙堰	新民	金后	鹁鸪门	河边	石板堰
2003	1.53	1.55	1.54	1.67	1.40	1.34	1.61	1.15	1.46	1.33
2004	1.45	1.53	1.63	1.73	1.39	1.38	1.44	1.29	1.48	1.42
2005	1.93	1.24	1.43	1.39	1.50	1.50	1.51	1.45	1.69	1.54
2006	1.62	1.48	1.28	1.31	1.41	1.46	2.57	1.58	1.58	1.46
2007	1.51	1.65	1.50	1.57	1.41	1.33	1.43	1.33	1.46	1.47
2008	1.48	1.68	1.45	1.57	1.35	1.37	1.50	1.33	1.39	1.46
2009	1.35	1.62	1.51	1.86	1.20	1.17	2.27	1.24	1.43	1.42
2010	1.30	1.60	1.48	1.86	1.26	1.18	2.38	1.28	1.38	1.33
2011	1.36	1.64	1.45	1.91	1.24	1.20	2.15	1.26	1.39	1.29
2012	1.36	1.37	1.63	1.76	1.30	1.17	2.18	1.49	1.38	1.32
2013	1.35	1.43	1.65	1.73	1.35	1.20	2.20	1.61	1.37	1.36
2014	1.41	1.43	1.61	1.69	1.34	1.19	2.27	1.48	1.29	1.29
2015	1.66	1.44	1.65	1.70	1.37	1.18	2.30	1.42	1.34	1.27
2016	1.35	1.46	1.70	1.68	1.45	1.21	2.31	1.48	1.29	1.27
2017	1.38	1.40	1.82	1.69	1.45	1.21	2.38	1.42	1.30	1.32
2018	1.40	1.48	1.74	1.82	1.49	1.21	2.47	1.58	1.17	1.22
2003—2018	1.46	1.50	1.55	1.68	1.37	1.26	2.06	1.40	1.40	1.36

三、人力资本储备

(一) 劳动力受教育程度及其变化趋势

大量理论研究和实践现实已表明,劳动力的教育水平是影响农户收入的关键因素之一。从表 8 中可以看出,虽然从 2003—2018 年,浙江省十个观察村劳动力的平均受教育年限在持续增加,但增长速度较缓慢,因此整体上依然偏低。16 年间十个观察村农户的平均受教育时长仅为 7 年,2018 年也不过仅有 7.46 年,尚不到初中的文化水平。从村际视角来看(如表 9 所示),不同观察村之间有一定差异。其中,河边村劳动力的平均受教育时间最长,为 7.92 年;余北村劳动力的受教育年长最短,为 6.01 年。且时间序列上虽然均呈增加趋势,但两村间的这一差异并未有明显缩小,甚至有一定增加。2018 年,河边村和余北村劳动力平均受教育时长间的差距达到了 2.59 年。分性别来看,男性劳动力的平均受教育时长高于女性,整体上多 1.14 年。且在时间序列上,性别间的这一差异也并未表现出缩小的趋势,2018 年,男性劳动力的平均时长依然比女性多 1.24 年。这一受教育水平间的差异表明,在全国范围内经济已较发达、开放的浙江省农村也仍有一定程度的"重男轻女"的思想。可见,浙江省劳动力的受教育水平在区域间和性别间均存在发展不平衡的问题。

表 8　浙江省十个观察村家庭劳动力分年龄、分性别的平均受教育时长

单位:年

年份	年　龄						性别		合计
	16—25 岁	26—35 岁	36—45 岁	46—55 岁	56—65 岁	66 岁及以上	男	女	
2003	9.74	8.30	7.01	4.56	4.27	1.80	6.80	5.69	6.25
2004	10.32	8.51	7.22	4.64	4.32	2.32	6.99	5.72	6.36
2005	10.15	10.27	7.50	4.71	4.33	2.59	6.92	6.10	6.53
2006	10.54	9.03	7.77	4.87	4.44	2.92	7.11	5.88	6.51
2007	11.12	9.30	7.80	5.25	4.32	2.97	7.24	6.14	6.70
2008	10.93	9.82	7.86	5.48	4.41	3.06	7.31	6.20	6.77
2009	11.44	10.10	7.72	5.83	4.46	3.23	7.45	6.30	6.88
2010	11.65	10.37	7.79	6.38	4.79	3.46	7.77	6.46	7.13
2011	11.85	10.76	8.07	6.63	4.52	3.57	7.74	6.53	7.15
2012	11.76	11.35	8.18	6.82	4.60	4.01	7.76	6.58	7.18
2013	12.39	11.57	8.35	7.11	4.74	3.99	7.82	6.78	7.31
2014	12.27	11.72	8.42	7.28	4.75	4.04	7.89	6.70	7.31
2015	12.70	12.08	8.65	7.44	4.95	4.09	7.93	6.79	7.38
2016	12.89	12.35	9.12	7.77	4.91	4.28	8.07	7.00	7.54
2017	13.04	12.38	9.42	7.86	5.22	4.15	8.07	6.92	7.50
2018	12.67	12.37	9.80	7.88	5.48	4.24	8.08	6.83	7.46
2003—2018	11.28	10.60	8.04	6.14	4.71	3.71	7.56	6.42	7.00

表9 各观察村家庭劳动力平均受教育时长及变化

单位:年

年份	龙上	永丰	余北	西蜀阜	庙堰	新民	金后	鹁鸪门	河边	石板堰
2003	6.45	5.18	5.43	5.38	5.86	5.90	6.67	7.12	7.07	7.67
2004	6.55	5.18	5.48	5.27	7.27	6.05	6.57	7.12	7.05	7.59
2005	6.68	5.48	5.34	7.69	6.16	6.14	6.66	7.09	7.38	7.25
2006	6.72	5.94	5.49	5.51	6.40	6.32	6.70	7.19	7.47	7.56
2007	6.93	6.14	5.67	5.62	6.82	6.29	7.07	7.34	7.49	7.71
2008	6.90	6.15	5.71	5.81	6.62	6.54	7.12	7.38	7.53	7.92
2009	7.38	6.29	5.74	5.94	6.67	6.31	7.16	7.24	8.09	7.95
2010	7.67	6.40	5.71	—	7.42	6.24	7.52	7.20	8.01	8.05
2011	7.76	6.54	5.85	6.13	7.60	6.44	7.60	7.26	8.34	7.88
2012	7.94	6.65	6.21	6.14	7.58	6.33	7.61	7.54	7.93	7.93
2013	8.02	6.82	6.57	6.07	7.50	6.36	7.81	7.83	8.19	7.93
2014	7.90	6.81	6.70	6.04	7.50	6.54	7.87	7.80	8.03	7.90
2015	7.82	7.00	6.55	6.52	7.65	6.60	7.92	7.80	8.21	7.73
2016	7.98	7.20	6.74	6.75	7.87	6.88	7.76	7.91	8.60	7.96
2017	7.80	7.24	6.62	6.83	7.70	6.77	8.05	7.82	8.58	7.67
2018	7.60	7.45	6.28	6.98	7.30	6.78	7.90	7.94	8.88	7.66
2003—2018	7.38	6.44	6.01	6.18	7.15	6.40	7.40	7.47	7.92	7.79

　　进一步分年龄段来看,不同年龄组别劳动力的文化程度存在显著差异,新生代年轻劳动力的受教育时长显著高于中老年劳动力。2003—2018年间,66岁及以上的老年劳动力平均受教育时长只有3.71年,而16—25岁年龄段劳动力则达到了11.28年,即基本接近高中文化水平。在时间序列上,浙江省农村劳动力教育程度的整体提升是更显而易见的。2003年,66岁及以上老年劳动力的受教育时长平均仅有1.80年,16—25岁的年轻劳动力平均也只为初中教育程度(9.74年),而从2013年开始,高中教育便在16—25岁劳动力群体间得到了普及,平均受教育时长开始超过12年。

　　可见,20世纪三四十年代的老一辈受教育水平很低,基本为"半文盲",而到20世纪末期,浙江省十个观察村的劳动力已基本可以达到高中的文化程度。这一受教育程度的整体提升体现了改革开放四十多年以来国家相关教育行动政策的显著成果,从扫盲普小教育到普及高中阶段教育,农村教育的落后面貌得到了重大转变。不过不可忽视的是,当前农村整体受教育程度依然偏低,且仍存在一定的"重男轻女"现象。《中国农村教育发展报告2019》的调查也显示,全国范围内区域间教育不均衡的问题依然存在,农村教育质量仍存在较大提升空间。因此,应进一步夯实农村教育在全国教育体系中的重要地位、提升农村人口的人力资本,缩小性别、区域间的发展不平衡,这对于阻断代际贫困、实现乡村振兴和共同富裕的发展要求具有重要意义。

(二)劳动力专业技术职称率及变化趋势

专业技术职称是除基础受教育程度外另一个反映农户劳动力人力资本的重要指标,从图5来看,整体上浙江省十个观察村农户家庭劳动力有专业技术职称的比例不到10%,并在近几年来逐步减少。2018年,有专业技术职称的劳动力比率降至7.96%。男性劳动力专业技术职称的拥有率显著高于女性劳动力。2003—2018年间,男性中有专业技术职称的劳动力占比平均为13.37%,而女性仅有4.88%,仅为男性劳动力的三分之一多一点。可见,与基础教育相比,在专业技术职称的学习考评上,男女间的差异和不平衡程度要更大,男性的人力资本积累显著高于女性。

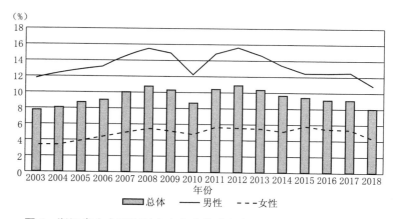

图5 浙江省十个观察村农户家庭劳动力专业技术职称率变化趋势

从村际视角来看(见表 10),各个观察村劳动力的专业技术职称拥有率存在显著差异。整体上,比例最高的为鹁鸪门村,2003—2018 年间该村有专业技术职称的劳动力占比为 16.47%,并在历年间一直在 15%以上的较高的比率。其次为庙堰村,该村整体上专业技术职称的拥有率为 16.26%,但纵向上看,其表现为先增加后减少的变化趋势,到 2018 年已从 2012 年的 19.47%降至 7.92%。而专业技术职称拥有率最低的石板堰村平均仅有 3.06%,并在时间序列上呈持续减少的趋势,2016 年开始该村已不再有具有专业技术职称的劳动力。从总体来看,浙江省十个观察村劳动力的专业技术职称拥有比例非常低,职业技术教育或培训还有很大的发展和推广空间,从而更有针对性地提升农村劳动力从业所需的专业人力资本。

表 10　各观察村家庭劳动力的专业技术职称率及变化

单位:%

年份	龙上	永丰	余北	西蜀阜	庙堰	新民	金后	鹁鸪门	河边	石板堰
2003	13.67	4.79	6.11	2.26	10.42	9.21	6.10	16.22	5.47	3.97
2004	16.20	4.73	5.38	2.33	13.13	9.46	4.27	16.07	5.51	5.47
2005	18.88	4.70	4.00	3.05	15.15	9.52	5.16	16.19	4.76	5.26
2006	18.37	7.19	2.31	3.03	17.20	12.16	5.77	16.82	3.94	5.69
2007	19.44	7.84	2.52	3.76	18.45	12.68	7.69	16.67	6.25	5.60
2008	19.73	7.10	3.36	6.20	19.61	13.19	9.09	16.67	6.82	5.79
2009	13.61	5.56	4.65	17.56	20.39	12.14	7.34	16.19	5.19	3.97
2010	6.16	5.52	3.88	—	19.82	12.59	6.78	16.67	6.77	3.23
2011	10.88	4.76	3.94	23.08	19.47	10.37	7.14	17.31	8.84	2.46
2012	8.97	4.73	4.84	32.26	19.47	7.75	7.03	16.04	10.08	2.52
2013	10.67	4.65	5.15	27.05	18.27	7.58	6.95	16.51	10.08	1.82
2014	4.83	4.82	5.88	27.64	17.65	6.62	6.99	15.24	10.00	0.93
2015	2.90	6.06	5.13	24.41	15.79	7.41	6.49	16.98	10.00	0.94
2016	3.01	5.92	4.80	24.62	13.16	6.62	6.78	16.51	10.94	0.00
2017	2.96	5.92	3.91	24.81	13.39	7.19	6.21	16.82	11.11	0.00
2018	5.43	8.54	1.52	18.52	7.92	8.27	6.59	16.67	0.95	0.00
2003—2018	11.11	5.80	4.30	15.84	16.26	9.59	6.67	16.47	7.38	3.06

（三）劳动力职业教育或培训参与情况及变化

从整体上看，浙江省十个观察村农户家庭劳动力中有参加职业教育或培训经历的比例并不太高（如表11所示），2003—2018年间平均为13.71%。且从时间序列上看，虽然2003—2006年，该比例从14.63%上升至17.56%，但之后便开始逐步减少，到2018年已降至7.82%，与2006年相比减少了55.48%，与观察期初的2003年相比减少幅度也有46.55%。从培训类型来看，在有相关经历的群体中，劳动力接受的以非农职业教育和非农培训为主，整体上占比达到86.64%，是受过农业职业教育或培训的劳动力比例的3.49倍，一定程度上反映出非农职业教育或培训开展及参与的机会和覆盖面要远大于农业职业教育或培训的情况。但不管是哪种类型，均在时间序列上呈下降趋势。分性别来看，劳动力职业教育或培训的参与情况也存在显著的性别差异。整体上男性劳动力中有相关经历的比例平均为20.32%，远大于女性劳动力，是其的近三倍。纵向上，男性劳动力和女性劳动力职业教育或培训率的变化趋势与整体同样保持一致，均在近几年来持续减少。但女性的减少幅度相对更大，2018年与2003年相比减少了48.11%，比男性的减幅还要高2.48个百分点。进一步分年龄来看，可以看出近几年来45岁以下青壮年的占比在下降，特别是16—25岁的劳动力，说明时间序列上劳动力职业教育或培训率的下降主要是由于年轻劳动力参与职业教育或培训的比例在减少。如前文所述，随着农村基础教育建设的加强，年轻劳动力在学校受教育的时长已相较于之前有大幅增长。但在出校之后，可能由于相关职业教育或培训的建设尚不健全，没有突出与基础教育不同的内容或宣传推广不到位，导致基础教育学习时间更长的年轻劳动力对职业教育的主观认识不足、学习和参与的积极性不高。一些已有研究结果也表明，农民的职业教育培训中存在不少供给和需求间的错位矛盾，特别是在新生代农民工群体中（张雪梅，2008；陈微，2008；于敏，2010）。

表 11 农户家庭劳动力职业教育或培训参与情况

单位：%

年份	合计	类型		性别		年龄					
		非农业	农业	男性	女性	16—25 岁	26—35	36—45	46—55	56—65	66 岁及以上
2003	14.63	89.74	89.74	21.99	6.98	23.08	23.08	20.51	21.54	10.77	1.03
2004	15.52	89.37	89.37	23.09	7.65	20.77	26.57	21.26	18.36	11.11	1.93
2005	16.32	90.59	90.59	23.96	7.84	11.39	28.22	23.76	21.78	12.38	2.48
2006	17.56	90.95	90.95	25.85	8.95	13.36	30.17	21.98	18.97	12.93	2.59
2007	17.26	92.14	92.14	25.19	8.91	14.85	29.69	20.96	18.78	13.10	2.62
2008	16.89	92.00	92.00	25.15	8.28	13.78	28.44	22.67	16.89	13.78	4.44
2009	15.58	85.45	85.45	21.30	9.75	10.80	31.92	23.47	19.25	12.21	2.35
2010	13.69	86.31	86.31	19.84	7.31	16.07	29.17	17.86	19.64	14.29	2.98
2011	11.92	89.70	89.70	17.50	6.17	13.33	30.30	18.18	19.39	15.76	3.03
2012	12.67	80.23	80.23	19.08	6.01	7.56	22.67	24.42	20.93	19.77	4.65
2013	12.27	82.14	82.14	18.53	5.79	5.36	26.19	21.43	23.21	19.05	4.76
2014	11.62	82.17	82.17	17.63	5.31	3.82	24.84	21.66	21.66	22.29	5.73
2015	12.16	80.37	80.37	17.96	5.95	4.29	20.86	22.09	24.54	20.25	7.98
2016	11.73	82.80	82.80	17.67	5.61	2.55	26.11	19.11	22.29	20.38	9.55
2017	11.92	79.11	79.11	18.40	5.21	3.16	22.15	18.35	22.78	22.15	11.39
2018	7.82	84.00	84.00	11.96	3.62	3.00	17.00	16.00	30.00	23.00	11.00
2003—2018	13.71	86.64	86.64	20.32	6.83	11.20	26.62	21.13	20.78	15.80	4.47

从村际视角来看(如表 12 所示),各村受过职业教育或培训的劳动力比例大小存在显著差异,且与劳动力专业技术职称率的村际情况基本一致。在 2003—2018 年间,受职业教育或培训率最高的同样为庙堰村的劳动力,其占比平均为 32.14%;而最低的也依然为石板堰村,平均仅有 5.65%,这一比例不到庙堰村的五分之一,且同样从 2016 年开始该村便不再有受过职业教育或培训的劳动力。如前文所述,石板堰村的劳动力以从事家庭经营农业为主,外出务工的相对较少,而农业相关教育或培训的开展及推广情况不及非农业,因此石板堰村有职业教育或培训经历的劳动力占比非常低。

表 12　各观察村劳动力职业教育或培训参与情况

单位:%

年份	龙上	永丰	余北	西蜀阜	庙堰	新民	金后	鹁鸪门	河边	石板堰
2003	17.27	4.79	11.94	9.02	35.00	19.08	12.80	16.22	17.19	8.73
2004	20.42	4.73	10.61	9.30	31.00	22.52	15.24	17.86	17.97	9.38
2005	23.08	4.70	9.60	9.92	32.32	25.17	14.19	16.98	18.25	8.77
2006	23.13	11.11	8.46	9.09	39.58	25.00	15.38	17.76	20.16	11.38
2007	18.06	12.42	9.24	9.77	40.38	25.35	13.61	17.59	19.23	12.00
2008	20.41	10.97	9.24	7.75	38.10	24.31	12.73	17.59	20.86	10.74
2009	22.45	8.02	11.63	9.92	31.73	22.76	13.33	7.62	23.19	7.14
2010	10.96	7.36	8.53	—	33.04	23.70	11.17	8.82	16.06	7.26
2011	14.97	7.14	7.63	3.85	33.33	17.04	10.33	8.65	14.09	4.92
2012	15.86	7.69	9.63	4.03	34.21	15.50	9.73	13.21	17.56	3.33
2013	19.33	6.40	7.97	4.10	28.21	17.42	10.16	13.76	15.27	1.80
2014	15.65	6.63	9.09	5.69	28.70	16.91	8.60	13.33	12.88	0.92
2015	16.55	6.06	7.03	3.94	30.77	17.04	8.65	14.15	19.08	0.93
2016	15.67	5.92	7.69	3.85	29.31	16.18	9.60	13.76	17.83	0.00
2017	16.18	5.92	7.03	3.10	29.82	17.27	7.91	14.02	20.47	0.00
2018	17.05	3.05	1.63	2.96	20.39	15.79	4.95	12.96	1.90	0.00
2003—2018	17.97	7.04	8.58	6.45	32.14	20.19	11.02	14.07	17.18	5.65

综上所述,未来应进一步在基础教育外拓宽和加强农村劳动力接受职业教育、培训的渠道和可获得性,突出其与基础教育不同的

职业和技能针对性,增加推广规模、增大覆盖范围、丰富内容形式,特别是针对农村女性劳动力和农业相关的教育、培训,从而以职业发展为导向更有效地提升劳动力的人力资本、增加就业机会,这对于提升家庭收入、缩小收入差距将具有重要意义。

四、劳动力的时间配置

(一)劳动力务农时间及变化趋势

随着浙江省十个观察村农户家庭劳动力就业非农化趋势的加强,劳动力在本乡镇内从事农业劳动的平均时长也在不断减少,从 2003 年的平均 52.37 天降至 2018 年的 28.86%,相比减少了 44.90%(如表 13 所示)。不过,与中国其他省份地区农业生产女性化的趋势特征(彭小辉等,2017)不同,浙江省十个观察村女性劳动力本乡镇内的务农时间低于男性,16 年间平均为 30.34 天,比男性劳动力的这一平均时长少 21.13 天。并从时间趋势上来看,虽然男性劳动力和女性劳动力的务农时长均在逐步减少,但女性劳动力的减少幅度显著大于男性。2018 年,浙江省十个观察村女性劳动力的平均务农时长为 17.34 天,与 2003 年相比减少了 60.26%,是同年男性劳动力平均务农时长的 43.13%。

从村际视角来看,浙江省十个观察村劳动力在本乡镇内从事农业劳动的时间存在显著差异。16 年间,只有一直以传统农业生产为主的石板堰村的劳动力的务农时间较长,达到 136.23 天。其余观察村劳动力的平均务农时间均在 100 天以下,特别是西蜀阜、金后等务工村,分别平均仅有 4.01 天和 5.03 天。在时间序列上,除了石板堰村外,大部分观察村劳动力在本乡镇内务农的时间都在呈大幅下降趋势。农户劳动力时间更多分配在非农领域的现实,进一步反映和证实了劳动力就业的非农化趋势。

进一步地,我们选取十个观察村中务农比例相对较高的三个村——石板堰村、龙上村、永丰村进一步具体考察其家庭经营农业

表 13 浙江省十个观察村劳动力本乡镇内务农时间及变化

单位:天

年份	合计	性别		村庄									
		男性	女性	龙上	永丰	余北	西蜀阜	庙堰	新民	金后	鹁鸪门	河边	石板堰
2003	52.37	61.00	43.64	66.87	159.12	39.54	1.16	10.30	20.05	5.59	60.41	45.80	113.26
2004	49.11	56.71	41.22	45.11	157.04	26.76	3.06	15.80	25.03	5.73	43.84	43.48	118.52
2005	47.64	58.84	35.21	53.42	158.07	32.98	2.60	4.44	23.94	2.29	53.16	40.24	145.70
2006	45.81	53.56	37.75	42.52	136.78	20.79	0.06	9.27	16.85	3.63	40.64	52.68	126.22
2007	44.26	53.16	34.81	38.09	121.24	23.78	2.63	9.13	15.22	6.34	55.19	48.90	120.12
2008	42.39	51.39	33.01	29.27	119.19	26.47	2.71	5.62	22.88	9.72	51.90	30.35	122.96
2009	42.23	52.73	31.53	35.13	104.00	21.45	10.76	4.62	13.22	1.56	58.62	27.45	150.16
2010	44.68	56.05	32.89	36.92	99.51	17.40	—	14.46	10.10	0.00	51.91	26.01	154.27
2011	45.89	58.43	32.95	37.78	114.38	20.52	23.85	8.95	12.09	4.13	69.23	29.95	146.56
2012	42.39	56.72	27.49	40.54	92.28	11.44	0.00	7.63	11.39	18.35	74.45	27.85	143.92
2013	37.66	51.46	23.39	31.63	74.72	9.27	5.74	1.85	11.55	3.64	81.20	29.50	151.80
2014	34.14	43.30	24.52	35.05	64.52	14.89	7.80	0.00	9.77	0.13	63.52	24.83	147.06
2015	36.09	46.49	25.28	29.99	66.64	23.69	0.00	17.78	13.58	1.73	73.44	22.43	141.20
2016	31.66	41.45	21.56	33.04	51.67	20.92	0.03	12.67	13.88	7.23	64.91	8.21	126.85
2017	32.81	42.00	23.31	29.36	52.13	15.59	0.00	27.68	13.32	4.52	61.54	17.17	141.40
2018	28.86	40.21	17.34	28.08	50.98	4.02	0.00	23.09	14.41	5.93	48.43	2.52	139.79
2003—2018	41.11	51.47	30.34	38.33	99.70	20.55	4.01	10.85	15.64	5.03	59.49	30.10	136.23

劳动者的务农时间。从图 6 来看,三个村庄农业劳动力的务农时长在近年来基本也在逐步减少。这一结果说明,整体上劳动力在本乡镇内从事农业劳动时间的下降趋势,一方面是由于就业非农化导致农业从业劳动力数量的减少;另一方面,农业劳动力本身的务农时间也有所缩短,这可能是农业现代化、机械化的推广应用对劳动时长替代的结果。

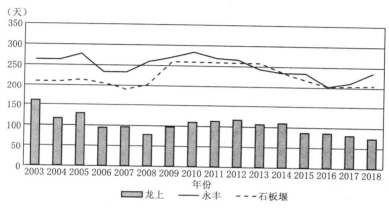

图 6　浙江省三个观察村家庭经营农业劳动者务农时间变化趋势

(二)劳动力外出从业时间及变化趋势

整体来看(如表 14 所示),2003—2018 年间,浙江省十个观察村农户劳动力平均外出从业时间呈下降趋势,由观察期初的平均108.32 天减少至 2018 年的 67.22 天,减少幅度为 37.94%。具体地,2003—2008 年之间,劳动力平均外出从业时间尚有小幅上升。2009 年,应是受到全球金融危机的冲击影响,外出从业时间由前一年的平均 122.77 天降至 93.76 天,之后便开始持续地逐步减少。十个观察村中外出劳动力人数的变化趋势也与此保持一致(如图 7 所示)。其由 2003 年的 497 人增至 2008 年的 550 人后,2009 年骤减至 417 人。之后持续下降,到 2018 年减至 276 人,与观察期初的2003 年相比减少了 44.47%,与观察期内的峰值 2008 年相比则减少幅度达到 49.82%。不过在这一过程中,外出劳动力中男性与女性的分布没有太大变化,近两年基本保持在 6∶4 的比例。

表14 浙江省十个观察村各类型劳动力外出从业时间及变化

单位：天

年份	劳动力总体	外出劳动力													
		合计	性别		村庄										
			男	女	龙上	永丰	余北	西蜀阜	庙堰	新民	金后	鹁鸪门	河边	石板堰
2003	108.32	287.39	288.65	285.64	279.24	291.40	310.18	333.68	255.00	278.85	269.36	272.31	270.59	282.73
2004	111.73	294.50	291.62	298.47	303.68	292.16	300.00	325.15	238.00	305.48	289.62	273.91	304.38	275.92
2005	109.51	295.10	297.35	291.95	302.04	288.56	266.61	326.30	259.32	300.56	284.81	301.08	307.78	264.21
2006	111.91	295.15	294.72	295.72	304.87	280.00	290.39	328.97	262.56	317.80	261.40	295.50	302.66	271.63
2007	116.54	300.05	298.91	301.53	296.72	305.44	291.40	337.34	272.73	304.03	282.12	293.13	309.22	288.72
2008	122.77	295.12	297.41	292.28	288.21	309.21	292.60	333.93	269.33	279.60	299.20	282.65	312.10	276.20
2009	93.76	305.58	308.24	302.47	317.22	324.29	315.00	332.08	251.35	305.57	285.42	286.67	323.10	300.81
2010	92.12	304.59	301.95	308.03	314.01	324.62	292.83	—	265.65	312.97	295.00	295.63	305.74	316.05
2011	92.85	306.89	309.76	302.98	309.94	283.33	306.21	333.63	270.26	323.31	296.57	288.96	324.07	295.95
2012	83.51	303.06	301.35	305.39	308.22	290.50	290.93	334.38	276.13	315.80	290.74	298.21	320.45	297.86
2013	82.39	305.98	308.86	302.29	324.64	315.56	294.08	335.93	255.55	309.63	300.99	313.17	274.50	299.67
2014	80.99	305.82	309.19	301.08	332.60	328.95	323.08	325.00	259.28	319.38	289.71	288.57	281.73	278.13
2015	79.86	304.11	304.98	302.95	307.25	320.00	323.33	323.13	273.95	315.94	291.97	314.82	302.31	283.45
2016	81.65	298.58	299.41	297.42	302.68	319.17	322.14	315.29	270.00	313.19	295.54	297.83	278.81	267.65
2017	77.13	304.10	305.20	302.42	309.72	321.90	324.11	310.00	262.86	314.00	301.91	299.29	292.24	277.89
2018	67.22	310.28	307.53	314.36	322.50	302.86	309.45	311.67	266.67	320.16	303.43	304.60	280.00	295.33
2003—2018	94.46	300.17	300.73	299.41	307.85	301.19	298.31	330.17	263.01	308.10	290.65	292.49	301.19	285.74

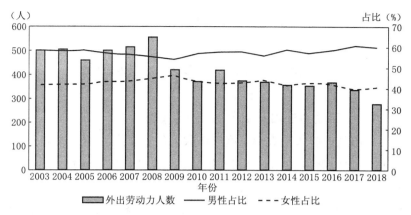

图7 浙江省十个观察村农户外出劳动力占比及其性别分布的变化趋势

进一步从外出劳动力的外出从业时长来看(如表 14 所示),其在观察期的 16 年间表现为波动上涨趋势。从 2003 年的平均 287.39 天到 2018 年的 310.28 天,增加了 7.96%。分性别来看,男性外出劳动力和女性外出劳动力在外出时长上几乎没有差别,变化趋势也与整体保持一致。2003—2018 年,二者分别由 288.65 天和 285.64 天增加至 307.53 天和 314.36 天。从村际视角来看,不同观察村外出劳动力的外出时长差别相对较大。其中,时间最长的为劳动力就业非农化程度最大的观察村——西蜀阜村,平均时长达到 330.17 天;最短的则对应为非农化就业程度最低的观察村——石板堰村,该村外出劳动力的外出从业时长平均为 285.74 天。不过从时间趋势上来看,各村外出劳动力的外出时长同样与整体保持一致,基本均呈增加趋势。

综上所述,虽然外出程度依然较高的劳动力其外出从业时间仍在增加,但整体上浙江省农户劳动力外出从业时长和外出人数在减少。而前文的分析结果显示,浙江省十个观察村农户家庭劳动力的就业表现出明显的非农化趋势。那么,为何整体的外出从业时间和外出劳动力人数反而在下降呢?这一现实特征表明,浙江省十个观察村劳动力就业的非农化表现出一定的"离土不离乡"的趋势,即劳动力依然在由农业产业向非农产业转移,但越来越多地在就近转移,劳动力离村离家的时间在不断缩短。

五、劳动力外出从业收入、地点及变化

(一)劳动力外出从业收入及变化趋势

外出从业收入是农户家庭经济收入的重要来源和组成部分,从表15中可以看出,2003—2018 年间,浙江省十个观察村农户家庭劳动力外出从业的平均收入为 135.24 元/天。从时间趋势上来看,整个观察期内,劳动力外出就业收入实现了较大幅度的增长,从2003 年的平均 92.52 元/天上升至 2018 年 240.27 元/天,增加了1.60 倍,平均每年增长 6.57%。进一步分段来看,以 2008 年为界,劳动力名义收入的增幅越来越快。在 2003—2008 年,外出从业工资增长了 6.60%,而在 2009—2018 年间则翻了一番多。分性别来看,男性劳动力外出从业收入显著高于女性劳动力。16 年间,男性的外出从业收入平均达到 164.54 元/天,是女性劳动力的 1.72 倍。在时间序列上,虽然女性外出从业收入的增长幅度整体上略高于男性,但两者间的收入差距仍在波动增加,2018 年的平均日工资相差达到了 120.46 元,与 2003 年 49.15 元的收入差相比增长了1.45 倍。可见,农户家庭劳动力外出从业收入的性别差异依然是较大的。

从村际视角来看,不同村庄农户劳动力间的外出从业收入水平也存在着显著的差别。收入偏高的几个村基本均为就业非农化程度相对较高的观察村,最高的依然是早已以非农就业为主的西蜀阜村,观察期内平均水平达到了 296.38 元/天;其余则依次为新民村、金后村和庙堰村,劳动力外出从业的平均收入分别为 164.12 元/天、158.74 元/天和 156.77 元/天。而在最低的永丰村,16 年间劳动力外出从业的平均收入仅为 76.22 元/天,刚达到西蜀阜村的四分之一。进一步从净收入来看(如表 16 所示),各村劳动力外出从业的净收入水平与之前相差不大,说明浙江省十个观察村劳动力外出

表15 浙江省十个观察村劳动力外出从业收入及变化

单位:元/天

年份	合计	性别		村庄									
		男	女	龙上	永丰	余北	西蜀阜	庙堰	新民	金后	鹁鸪门	河边	石板堰
2003	92.52	112.74	63.59	45.43	87.34	48.92	264.82	90.31	94.56	84.98	64.94	48.48	29.69
2004	99.95	127.54	60.34	34.51	86.30	56.95	309.14	88.60	106.13	90.07	68.36	61.49	38.41
2005	88.03	106.89	60.80	34.51	35.08	71.84	251.81	89.91	88.43	78.76	54.50	47.00	47.91
2006	92.95	111.27	68.35	43.22	39.92	43.08	283.37	116.69	93.36	101.08	66.41	82.78	42.24
2007	96.10	115.85	71.29	60.28	37.48	60.18	280.80	97.60	113.17	100.30	54.69	77.13	54.15
2008	98.63	119.94	71.71	59.66	41.73	68.46	298.02	109.34	78.57	99.37	63.70	87.11	49.48
2009	116.77	144.53	83.01	78.44	66.80	70.87	240.36	128.04	105.20	168.40	74.11	100.84	75.23
2010	98.51	121.94	68.02	70.77	101.95	56.03	—	102.24	109.38	144.23	103.81	91.89	99.59
2011	164.65	198.90	118.44	92.93	98.26	89.23	326.68	271.74	110.21	183.79	378.74	135.13	119.09
2012	189.14	247.74	110.42	114.91	101.02	113.14	316.40	277.22	149.60	373.61	112.01	110.44	92.28
2013	180.34	218.62	131.98	121.06	153.55	119.70	510.09	226.93	227.71	138.95	126.48	197.13	111.58
2014	172.47	198.04	135.96	136.21	121.30	120.47	550.09	227.09	188.54	147.21	111.18	208.94	134.10
2015	167.64	206.92	115.62	146.34	128.85	163.52	176.73	217.25	253.43	155.45	127.31	128.07	120.62
2016	183.80	218.17	136.21	155.53	163.40	183.96	220.07	255.02	247.27	149.56	142.57	224.92	143.18
2017	211.61	240.44	167.72	171.79	152.40	175.88	288.08	254.50	338.47	168.82	156.36	173.71	196.80
2018	240.27	289.13	168.67	176.10	96.63	238.46	409.25	198.13	323.83	304.78	200.54	—	209.51
2003—2018	135.24	164.54	95.62	95.01	76.22	79.55	296.38	156.77	164.12	158.74	108.36	116.05	83.77

表16 浙江省十个观察村劳动力外出外出从业净收入及变化

单位：元/天

年份	龙上	永丰	余北	西蜀阜	庙堰	新民	金后	鹁鸪门	河边	石板堰	合计
2003	27.90	35.64	39.77	182.43	74.44	71.13	42.86	54.24	34.91	25.19	61.66
2004	27.66	35.54	46.64	207.62	73.78	60.44	66.27	54.85	44.67	35.12	68.11
2005	30.23	33.15	59.71	180.99	77.82	72.86	66.11	48.94	31.99	34.66	69.56
2006	36.20	36.91	38.52	211.19	102.68	88.24	83.51	63.20	62.12	35.04	76.48
2007	57.18	37.07	52.82	205.68	75.01	105.25	91.87	51.24	67.89	47.12	81.27
2008	58.19	40.14	58.21	227.30	99.61	78.19	77.09	59.20	59.20	43.26	83.21
2009	64.40	45.25	64.86	185.01	95.02	49.14	115.28	66.35	69.73	59.71	84.01
2010	56.66	66.73	54.25	—	82.93	89.94	100.08	62.99	54.37	80.88	74.39
2011	72.05	65.93	75.60	270.61	213.89	90.23	132.25	324.61	82.07	80.92	127.68
2012	80.12	63.97	101.70	295.64	219.46	113.08	322.78	101.92	70.97	64.04	154.38
2013	98.50	106.76	105.54	429.38	215.29	144.49	113.35	110.31	12.28	87.01	134.20
2014	102.41	88.30	110.39	486.65	219.92	155.37	130.39	69.51	179.81	106.87	143.19
2015	123.47	90.77	149.24	139.86	212.40	182.57	144.53	108.22	104.70	89.89	137.41
2016	128.30	113.79	148.20	183.22	248.49	210.05	139.27	122.91	144.20	105.71	151.50
2017	133.66	117.01	152.31	240.36	241.65	294.99	163.31	138.39	103.96	129.50	177.19
2018	138.31	80.61	189.58	348.94	168.14	292.63	287.61	172.22	—	142.11	209.70
2003—2018	76.14	53.59	69.02	227.35	136.65	131.16	132.33	91.86	74.21	64.11	107.46

从业的成本整体相对较低，一定程度上也从侧面印证了"离土不离乡"的外出从业特点。各观察村净收入的相对排名也与之前基本保持一致，在扣除外出从业成本之后，净收入水平排名最高和最低的村依然分别为西蜀阜村和永丰村，分别为 227.35 元/天和 69.02元/天。

（二）劳动力外出从业地点及变化趋势

如图 8 所示，2003—2018 年间，浙江省十个观察村在本乡镇外从业的劳动力人数在不断减少，2018 年已仅有 276 人，与 2003 年的513 人相比减少了近一半。这一数据再次印证了浙江省十个观察村劳动力非农化就业中不断加强的"离土不离乡"趋势。而在本乡镇外从业的劳动力中，其从业地点也主要以省内为主，16 年间的平均占比达到 82.74％。这得益于浙江省本身就相对发达的经济水平。与中国其他省份相比，浙江省各地的蓬勃发展可以给农民创造相对更多的本地或就近就业或自主创业机会。如丽水市莲都区的河边村，近几年来积极发展生态旅游业，不少农户开始在村内开展民宿、客栈等家庭经营。

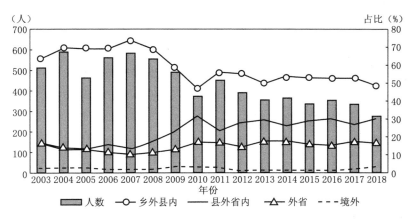

图 8　浙江省十个观察村在本乡外从业的劳动力人数及
从业地点分布的变化趋势

更具体地来看，浙江省十个观察村劳动力在省内的外出从业地点中以乡外县内为主,16 年间的平均占比为 61.00%。但在时间序列上,去乡外县内的比例呈逐步减少的趋势。2018 年,乡外县内虽然仍是主要外出地点,但占比已降至 48.91%,与 2003 年相比减少了15.22 个百分点。与此对应地,县外省内的比例在逐步增加。2003 年,其占比为 16.37%,到 2018 年,则已增至 30.43%。去外省和境外从业的劳动力比例变化相对不大,16 年间分别平均为 14.79% 和 2.48%。

表 17 浙江省十个观察村劳动力外出从业地点分布的分性别情况

单位:%

年份	男 性				女 性			
	乡外县内	县外省内	外省	境外	乡外县内	县外省内	外省	境外
2003	62.46	16.94	16.94	3.65	66.82	15.64	16.11	1.42
2004	67.86	13.10	14.88	4.17	73.20	12.40	13.20	1.20
2005	68.52	12.59	14.44	4.44	70.98	14.51	12.95	1.55
2006	68.79	14.65	13.38	3.18	71.31	17.62	9.84	1.23
2007	74.01	11.01	12.23	2.75	73.44	16.41	8.59	1.56
2008	68.06	16.77	12.90	2.26	68.85	19.26	9.84	2.05
2009	58.36	23.05	14.50	4.09	61.16	23.21	12.05	3.57
2010	43.27	33.17	19.23	4.33	52.15	30.67	14.72	2.45
2011	55.17	22.99	18.39	3.45	58.55	24.87	14.51	2.07
2012	55.36	26.79	16.07	1.79	55.95	29.76	12.50	1.79
2013	50.00	28.79	19.70	1.52	50.64	31.41	16.67	1.28
2014	54.76	24.76	19.05	1.43	54.25	28.10	16.34	1.31
2015	55.50	25.65	17.28	1.57	50.00	33.56	15.07	1.37
2016	52.71	28.08	18.23	0.99	53.69	32.89	11.41	2.01
2017	54.68	24.14	18.72	2.46	50.76	31.82	15.91	1.52
2018	50.00	28.31	16.87	4.82	47.27	33.64	17.27	1.82
2003—2018	60.29	20.67	16.04	3.01	61.97	23.16	13.10	1.77

分性别来看,男女劳动力外出从业地点的分布变化存在一定差异(如表 17 所示)。整体上,两者最多的同样均是在乡外县内,时间序列上也均呈减少趋势,但女性劳动力中的减少幅度要远大于男性劳动力。从 2003 年的 66.82% 降至 2018 年的 47.27%,女性劳动力

中去乡外县内的人数占比的减少幅度达到了 29.26%,比男性中的这一变化高出近十个百分点。相对应地,女性劳动力中去县外省内的人数占比的增长幅度也显著高于男性。2018 年,女性中外出从业地点为县外省内的比例已达到 33.64%,与 2003 年相比增加了1.15 倍,而男性劳动力中当年的比例只有 28.31%,同时间段内的增长幅度为 67.12%。到 2018 年,女性在外省从业的比例(17.27%)也略高于了男性(16.87%)。可见,近几年来,女性劳动力的外出从业地点分布已与观察期初相比发生较大变化,其外出范围在不断扩大。

六、结　　论

本文的分析结果表明,自 2003 年以来,浙江省十个观察村农户的劳动力资源配置与之前相比已有很大不同。从就业方向来看,农户家庭劳动力就业的非农化趋势在不断加强,家庭农业经营劳动力的老龄化和低文化程度特征也日益明显。整体上,目前男性和女性劳动力的职业均以"受雇劳动力"为主,但随着年龄的增长,在自身体力和户籍等相关社会制度的限制和约束下,不少老龄劳动力只得返回村庄重操农业,特别是女性老龄劳动力。因此,加快培育有能力、有技术、有知识的后备年轻力量是未来实现农业生产现代化发展需要迫切解决的重要问题。从劳动力质量来看,农村劳动力本身的老龄化趋势也在不断加强,家庭劳动力的负担程度整体上也在不断增加。伴随近几年来结婚率、生育率的持续走低,未来一段时期内农村劳动力的老龄化程度和负担程度可能还将进一步加剧。因此,如何增加农村人口活力也是乡村振兴战略实施过程中另一个需要重视的问题。

在人力资本储备方面,观察期内浙江省十个观察村劳动力的受教育程度有所提升,已基本可以达到高中的文化水平,但当前农村整体受教育程度依然偏低,且还存在一定的重男轻女现象,区域间教育不均衡的问题也依然存在，农村教育质量仍存在较大提升空间。除基础教育外，浙江省十个观察村劳动力的专业技术职称拥有率非常低，有职业教育或培训经历的比例也并不太高，特别是年轻劳动力参与职业教育或培训的比例在减少。因此，一方面，应进一步重视和发展农村基础教育，缩小性别间和区域间的发展不平衡；另一方面，还应拓展和加强农村劳动力接受职业教育或培训的渠道，以职业发展为导向，更有针对性地提升其就业所需的专业人力资本，并在这一过程中同样应特别重视针对女性劳动力的职业技能培训。

从劳动力的外出从业情况来看，虽然外出程度依然较高的劳动力其外出从业时长仍在不断增加，但整体上浙江省十个观察村农户劳动力的外出从业时长和外出从业人数均在减少，外出地点也主要以省内为主，表明劳动力就业的非农化呈现出一定的"离土不离乡"的特征，即劳动力依然在由农业产业向非农产业转移，但得益于浙江省整体经济的蓬勃发展可以为农民创造相对更多的就业或创业机会，因此农户劳动力越来越多地在就近转移，其离村离家的时间在不断缩短。

参考文献

[1] 陈锡文,陈昱阳,张建军.中国农村人口老龄化对农业产出影响的量化研究[J].中国人口科学,2011(02):39—46+111.

[2] 陈微.需求的跌落——第二代农民工培训需求与培训供给分析[J].当代青年研究,2008(12):76—81.

[3] 程名望,史清华,徐剑侠.中国农村劳动力转移动因与障碍的一种解释[J].经济研究,2006(04):68—78.

[4] 胡雪枝,钟甫宁.农村人口老龄化对粮食生产的影响——基于农村固定观察点数据的分析[J].中国农村经济,2012(07):29—39.

[5] 吕丹.基于农村电商发展视角的农村剩余劳动力安置路径探析[J].农业经济问题,2015,36(03):62—68.

［6］彭小辉,王玉琴,史清华.山西农家行为变迁:1986—2012［M］.北京:中国农业出版社,2017.

［7］吴敬琏.农村剩余劳动力转移与"三农"问题［J］.宏观经济研究,2002(06):6—9.

［8］徐娜,张莉琴.劳动力老龄化对我国农业生产效率的影响［J］.中国农业大学学报,2014,19(04):227—233.

［9］于敏.农民生产技能培训供需矛盾分析与培训体系构建研究——基于宁波市 511 个种养农户的调查［J］.农村经济,2010(02):90—94.

［10］约翰·奈特,邓曲恒,李实,杨穗.中国的民工荒与农村剩余劳动力［J］.管理世界,2011(11):12—27+187.

［11］张雪梅.浅析农民培训中的"需求"与"错位"［J］.农村经济,2008(03):109—112.

［12］《中国农村教育发展报告 2019》发布［N］.中国民族报,2019-02-19(003).

［13］Golley J, Meng X. Has China Run Out of Surplus Labour?［J］. China Economic Review, 2011, 22(4):555—572.

［14］Kwan F. Agricultural Labour and the Incidence of Surplus Labour: Experience from China during Reform［J］. Journal of Chinese Economic & Business Studies, 2009, 7(3):341—361.

乡村振兴与政策论坛

改进协调：解决基层负担问题的新路径

张　彬　熊万胜

[摘要]　党中央高度重视基层负担问题，基层减负已见成效。但是，基层负担问题依然存在。要进一步解决基层负担问题需要对其进行重新审视。当前存在的分工模糊论、形式主义官僚主义论和制度论这三种主流视角均基于对基层负担问题的理解提出了相应的基层减负措施。本文基于交易成本理论，提出了协调失灵的视角，强调因基层组织间协调成本较高引发的协调失灵是引发基层负担的重要机制。协调失灵主要体现为协调资源的匮乏和协调机制的缺失。面对组织间的协调失灵，需要在明确组织间职责分工的基础上，通过对基层组织赋权增能，重塑组织间关系，共享区域数据，有效激励干部这几个方面来改进组织间的协调，探索解决基层负担问题的新路径。

[关键词]　改进协调；基层负担；协调失灵；协调成本

[中图分类号]　C912.82　[文献标识码]　A

[作者简介]张彬，华东理工大学社会与公共管理学院博士后，华东理工大学中国城乡发展研究中心研究人员；熊万胜，华东理工大学社会与公共管理学院教授、博士生导师，华东理工大学中国城乡发展研究中心主任。

本文得到国家社会科学基金青年项目"集体经济与乡村治理相互促进的理论、模式与方向研究"（20CSH066）资助。

一、问题的提出

在基层工作实践中,基层负担具体体现为工作事项多、布置工作的文件和会议多、落实工作要求的步骤程序形式多、工作中需要上报的各类数据情况多、工作检查督察考核多、台账多等,以及由此引发的基层干部心理上的压力和负担[1]。基层负担是严重困扰基层的重要问题,党中央对此高度重视。2017 年,习近平总书记就新华社一篇《形式主义、官僚主义新表现值得警惕》的文章作出重要指示:"文章反映的情况,看似新表现,实则老问题,再次表明'四风'问题具有顽固性反复性。"[2] 2019 年 3 月 11 日,中共中央办公厅印发《关于解决形式主义突出问题为基层减负的通知》,强调要解决一些困扰基层的形式主义问题,切实为基层减负,并明确 2019 年为"基层减负年"。根据党中央的基层减负政策,各省市也都制定了具体的减负工作举措,基层减负已见成效。但是,在全面建成小康社会的决胜阶段,基层负担问题并没有得到全面彻底的解决,基层减负的实现机制也尚未充分落实。在此背景下,2020 年 4 月中共中央办公厅印发了《关于持续解决困扰基层的形式主义问题为决胜全面建成小康社会提供坚强作风保证的通知》(以下简称"《通知》")。《通知》不仅将整治形式主义和官僚主义提升到了"讲政治"的高度,以纠治贯彻落实党中央决策部署中的形式主义问题,还提出了一系列切实可行的基层减负措施,以及各级党委(党组)以上率下狠抓工作落实的推进机制。

面对基层负担,基层组织并非只能完全被动接受,而是会采取编外用工、购买第三方服务、"正式权力的非正式运作"[3]、"选择性执行"[4],甚至"选择性应付"[5]等自主的适应性调试方式来消解基层负担。然而,在党中央高度重视基层负担问题,基层也自主地采取了诸多应对举措的情况下,基层负担问题依然存在。我们应该如何理解当前存在的基层负担问题?还有哪些可行的基层减负路径?

这是本文试图回答的问题。在实践中,政府各部门的上下级之间和平级之间因协调成本较高引发的协调失灵不容忽视。事实上,协调成本是交易成本在政府组织之间的一种存在形式。地方政府组织间的信息不对称,政府角色在公共利益与自身利益之间存在的张力,政府职能部门责权利不清晰,政府公务人员的有限理性和机会主义行为等因素导致政府内部交易成本巨大[6],以至于组织间协调失灵。在此情况下,政府需要通过改进协调,降低协调成本,减轻基层负担。因此,本文试图从协调失灵的视角来理解基层负担问题,并提出改进协调这一基层减负的新路径。本文的材料来源于笔者及团队于 2020 年 5 月初至 6 月中旬在上海市 Z 镇和 Y 街道进行的实地调查。

二、文献综述与研究进路

总体而言,学界对基层负担问题的研究主要有分工模糊论、形式主义官僚主义论和制度论这三种视角。接下来本文将总结和分析已有研究对基层负担的认识,以及基于这些认识提出的减轻基层负担的举措,并在此基础上提出理解基层负担问题的新视角。

(一)已有相关研究的文献综述

分工模糊论的视角认为各层级政府间的职能和权责分工的不明确[7],同级政府的各个部门之间的职责分工模糊[8],以及部门内部分工的模糊性和临时任务安排的随机性等是产生基层负担的重要机制。实践中,专业化分工的细化提升了工作效率的同时,也带来了各项工作的协调问题,以至于在落实工作的过程中常常需要启动责任到人的"牵头和配合"机制[9]。在分工模糊论的视角下,要减轻基层负担,不仅要厘清不同层级、部门、岗位之间的职责边界,按照权责一致要求,建立健全责任清单,还需要建立事项准入机制,划定工作事项范围,明确责任分工,科学规范"属地管理",防止上级政府和部门层层向基层转嫁责任。

形式主义官僚主义论认为政府和部门的部分领导干部心中存在的形式主义官僚主义思想意识，以及由此引发的诸多不对称、不合理的做法是形成基层负担的重要机制。具体而言，政府和部门的部分领导干部心中存在的形式主义官僚主义思想意识，使其在工作中不仅存在只对领导负责，让领导满意而忽视对下级的责任、下级对上级的满意度和群众的满意度等不对称做法，还存在多头重复向基层派任务要表格、执行政策"一刀切"、热衷于"面子工程"等机械式的不合理的做法。这些做法成为引发基层负担的直接诱因。比如，部分领导对下级的责任和满意度的忽视使其在"文件治理"[10]的过程中不仅要按照"最全事项、最高标准、最严要求、最快速度"的顶格管理要求[11]，还会在工作中增加"一票否决"事项，签订"责任状"，无限化属地管理责任，并层层加码，严重增加了基层负担。对此，从形式主义官僚主义的角度出发，要减轻基层负担，就需要从以下几个方面入手：第一，不仅要清理签订责任状的事项，规范考核评比，慎用一票否决[12]，还需要对清理后保留的"一票否决"、签订责任状事项，以及涉及城市评选评比表彰的创建活动，实行清单管理。第二，不仅要精简文件，压缩文件篇幅，控制文件规格各印发传阅范围；还要精简会议数量，控制会议时间，控制会议规格和规模。第三，不仅要持续改进督查检查考核的方式方法，注重督查检查考核的实际效果和结果导向，避免走过场的听汇报、看台账，以及由此引发的"痕迹主义"倾向；还要在考核指标体系的设置中区分工作结果和行为[13]等。

制度论认为基层负担的产生源于以行政压力为核心压力的压力型体制在运行过程中的高压运行机制和众多的体制性困局。具体而言，制度论一方面把基层负担归咎于压力型政体在实际运行过程中的所采取的晋升锦标赛制[14]、"项目制"[15]、运动式治理[16]和行政发包制[17]等高压运行机制；另一方面，还认为压力型体制中存在的责权利层级不对称问题[18]和压力型体制在实践中形成的"对上不对下"的分层级权力体制[19]等众多的体制性困局[20]也是形成基层负担的重要机制。在压力型体制之下,基层在纵向的科层体系中处于"位卑、权轻、责重"的尴尬境地,不仅较难实现"权随责走,费随事转",基层主体作用的充分发挥也变得困难。从制度论的角度,要减轻基层负担,不仅要科学定位政府职能、建立弹性任期制度、完善官员晋升和基层干部任期交流等制度[21],还要通过减负增能变层层传导压力为层层履职尽责,健全科学合理选任干部的机制,保障基层干部基本权利,使基层干部身心得安,重塑进取心[22]。

(二)协调失灵:理解基层负担问题的新视角

错综复杂的地方政府间关系和地方政府内部各部门之间的关系均需要有效的协调。从政府间的关系来看,理性人和代理人作为地方政府与生俱来的角色原型,塑造了地方政府间的竞争合作关系,而当面临角色冲突时,地方政府或在双重角色中寻找平衡点从竞争与合作关系中择其一,或整合双重角色使其进化为表态型政权经营者,并借助"表态"掩护"维利"的行为逻辑,将地方政府间关系形塑为"凝聚为表、疏离为实"的分立型联合体形态。[23]事实上,任何地方政府间关系形态都是地方政府之间相互协调的结果。即使在西方发达国家的联邦制政府体制中,政府间的关系也需要协调,并存在着市场机制、科层制和组织间关系等多元化的协调机制;而协调成功的关键在于制度建设,这需要良好的制度环境和相对规范的地方政府。[24]从政府各部门之间的关系来看,各地方政府的属地化管理职责和科层体制内部的专业化分工使得各专业领域间和部门间的协同配合必然需要多元化的协调机制。比如在公共政策执行过程中,需要公共行政执行的生态协同机制、政治—行政协同机制、决策—执行—监督协同机制、职能—结构协同机制和嵌入性协同机制等多种协同机制来解决公共政策执行过程中因分工带来的协调问题。[25]在基层实践中,一项政策的有效落实或一项任务的圆满完成往往会涉及多个地方政府和政府的多个部门,这就需要政府间和政府内各部门之间进行有效协调。而基层政府的各个部门往往需要对接上级政府的多个部门和条线的工作尤其需要政府间和政府内部各个部门的有效协调。政府间关系和政府内部各个部门之间关系的有效协调是推进各项工作的关键环节。

然而,协调是有成本的,政府协调成本的本质是交易成本。协调并非天然的产物,而是需要建立在具备一定专业知识背景的各方主体,按照一定的规则进行有效沟通的基础之上。事实上,协调的成本是普遍存在的,是劳动分工的必然产物,其不仅存在于经济领域[26]和科研领域[27],更存在于政府管理领域。已有研究表明,政府协调成本在本质上是交易成本;从制度的视角来看,政府协调成本居高不下的主要原因在于体制转轨、体制设计、人员素质和职能分化这四个方面。[28]新制度经济学将经典的交易成本理论引入了政府管理领域,把政府行为理解为政府与社会、企业、公众等主体之间发生的交易活动,并以此为交易成本理论在政府管理领域的运用奠定了逻辑基础。[29]从制度经济学的视角来看,政府是国家为节省交易成本而产生的组织形式,其制度设计决定了经济运行的交易成本进而决定经济绩效,政府的制度创新对于经济增长具有重要的意义。[30]尽管政府常常被认为是社会经济运行的核心所在,国家作为垄断者可以比竞争性组织以低得多的费用提供制度性的服务[31],但是交易成本依然广泛存在于政府相关领域。比如我国农业税费改革之前,国家从亿万小农手中收取农业税费时就存在交易成本[32],而税费改革后国家与小农之间的对接机制转向治理以后,又形成了“治理交易成本”[33]。

协调失灵是引发基层负担的重要机制,是理解基层负担问题的新视角。较高的政府协调成本使得政府间或政府内部各个部门之间的协调存在着失灵的可能。协调失灵是引发基层负担问题的重要诱因。比如,上级政府多个部门的考核事项、指标和要求存在一定的交叉,使得各部门条线交错、多头重复的检查给基层带来较重的迎检负担。而已有研究对于基层负担的产生机制和基层减负的措施等方面总结和分析主要集中在分工模糊论、形式主义官僚主义论和制度论这三个视角。由于政府内部较高的交易成本凸显了政府上下级组织之间以及平级组织之间的协调问题,因此本文基于交易成本理论和在上海市 Z 镇和 Y 街道为期 36 天的实地调研,提出协调失灵的这一新的视角来理解基层负担问题,以拓展对于基层负担问题的理解,丰富学理层面对基层负担现象的理论分析维度。与此同时,本文还试图从协调失灵的新视角出发,提出改进协调这一基层减负的新路径,以助力基层减负措施和减负机制制定的科学性、实用性和有效性。

三、协调失灵的普遍表现:协调资源的匮乏和协调规则的缺失

从政府组织运作的特征来看,政府科层制组织的运作以纵向的层级控制和横向的职能分工为最重要的特征,这种集权和专业化的运作方式在带来效率的同时,也带来了层级过多、职能交叉重叠,部门分割和管理的破碎化,以至于部门、层级以及职能之间的壁垒带来了协调的困难和管理运作的不畅。事实上,政府组织运作方式带来的部门、层级以及职能之间的壁垒正是协调失灵的一种具体表现,但其更为普遍的表现是协调资源的匮乏和协调机制的缺失,而这也是基层负担形成的重要机制。

(一) 协调资源的匮乏导致基层负担

地方政府各部门专业化分工形成的"千条线"想要穿过基层组织这"一根针"必然需要基层组织有较强的协调能力。然而,基层干部戏称的"上面千把刀,下面一个头"不仅突出了基层负担之重,也凸显了基层协调资源的匮乏。调研发现,协调资源的匮乏主要体现在人力资源、权力资源和技术资源这三个方面。

1. 人力资源匮乏引发的基层负担

匮乏的人力资源难以满足各部门实际工作的需要,部门间协调困难。这是与分工模糊视角下分工不清带来的工作任务繁重不同的另一面解读。从辩证唯物主义的观点来看,政府是由理性人组成的人格化组织。政府组织间的协调离不开人力资源的有效支撑,人力资源的匮乏是协调失灵的普遍表现之一。从基层实践来看,人力资源的匮乏不仅体现在人员的法治观念、团队意识和民主意识等观念和意识的薄弱[34],更重要的是体现在人员数量的不足和工作能力的欠缺。从数量上来看,人力资源的匮乏主要体现在基层部门的人员数量与部门承担的工作量不匹配。以上海市 Y 街道的社区服务办公室为例,上级核定的编制人数为 16 人,但这 16 人既要承担上级 14 个部门,共 20 多个条线下派的工作,并履行本部门承担的社会保障、救助、垃圾分类、教育等 22 项职能,还要指导街道所辖的 29 个居民委员会(含 1 个筹备组)和 5 个村民委员会的工作,服务超过 13 万人。社区服务办公室人均承担约一个上级部门的工作和指导 2 个村(居)的工作,工作量较大。社区服务办公室在完成本职工作时尚且捉襟见肘,在全力配合街道完成挂图作战项目和中心工作时,更是力不从心。从工作能力上来看,人力资源的匮乏体现在以下两个方面:第一,缺乏复合型人员,即不仅具备本职工作所需的业务能力,还要具备实地面对面服务群众和协调解决群众急难愁盼问题的能力的人员;第二,缺乏新增业务的业务培训使得工作人员难以掌握完成新增业务的能力,以至于许多工作人员难以解决工作中的各种问题矛盾,陷入了"新办法不会用,老办法不管用,硬办法不敢用,软办法不顶用"的困境。

2. 权力资源匮乏引发的基层负担

权力资源的匮乏主要体现在权力资源纵向上配置的不均衡和横向上的整合性不足这两个方面。政府组织内部上下左右之间理论上应该是专业化分工基础上的有效协作关系,但是有效协作需要建立在权力资源有效合理配置的基础上。

从纵向的权力资源配置来看,权力资源配置的不均衡使得基层部门权轻而责重。权力资源纵向配置的不均衡增加了一些部门的工作任务量和工作难度,给其带来了较重的工作负担。比如上海市Z镇的安全管理事务中心因缺乏执法权资源,以至于在安全生产和食品无证经营等多项监督检查过程中,发现问题时只能反复劝说并督促问题方及时整改;但很多问题方却不予理睬甚至"闭门谢客",这使得安全管理事务中心不得不请求区应急管理局和市场监督管理局等相关部门下沉执法。在执法资源匮乏的条件下,管理先上而执法后上或迟迟不上使得基层工作中形成了用管理代替执法的困难局面。基层先自行管理后请求上级执法的纵向协调模式,不可避免地会给基层带来负担。此外,权力资源配置不均衡的另一个体现是协调不足的上级部门增加了基层各部门间整合资源的难度,使得基层项目资金难以整合起来进行合理有效利用,以至于存在大量的财政资源浪费。实践中,既存在协调失灵又不肯放权的上级部门压缩了基层工作因地制宜的空间,使得基层工作者不得不参与一个不合理且浪费大量财政资源的工作过程。另外,上级通过无限化属地管理责任、精密化考核机制和强化考核力度等做法也加重了基层干部,尤其是领导干部的心理负担。

从横向的权力资源配置来看,基层政府各部门间的横向协调需要建立在权力资源有效整合的基础之上。实践中,部门间的横向权力资源的有效整合对协调成本的影响主要体现在以下两个方面:第一,同一个领导分管的部门之间的协调成本往往要低于不同领导分管的部门之间的协调成本;第二,部门间协调的成本要高于部门内协调的成本。与企业组织类似,由于内部管理比通过市场交易更经济,控制活动由层级式组织来承担更为合理和有效,因而内部控制是企业内基于增强信任和降低不确定性的一种重要的内部合作机制,其功能在于设定各责任单位和个体的行为规则,调整各责任单位和个体的行为规范,以激励与约束组织内部交易的各种行为,降低不确定性,节约交易成本。[35]从这个意义上来说,我国的大部制改革在某种程度上是为了把大量的协调工作转到部门内部进行，以减轻部门之间管理和调配人、财、物的利益和权能的负担，使有限的人、财、物发挥更大的功能和作用，从而提高行政效能。[36]因此，权力资源的整合性不足会使得基层各部门的综合协调出现失灵，从而给基层带来负担。比如上海市 Z 镇的网格化管理中心在处置网格巡查发现的问题和 12345 政府服务热线反馈问题时往往需要协调其他部门来进行及时处置，但是由于其与镇里其他职能部门之间是平行关系，协调的工作量和协调难度常常使其力不从心，以至于尽管其在很多工作中付出了大量精力和心血，但却没能达到工作的预期效果，也没能让群众满意，工作负担和心理压力骤增。

3. 技术资源匮乏带来的基层负担

随着现代科学技术的快速发展，大数据和云计算在内的信息通信技术和人工智能技术等推动了政府治理能力现代化的变革。大数据与智能化不仅改变了人们的思维方式、认知方式及思想观念，还增强了人类行为可预测性，提高了决策的科学性，更改变了政府体制模式，使政府管理的体制、结构、职能、流程和方式发生革命性的变化。[37]比如浙江省从以标准化促审批流程再造的审批标准化改革，到划定政府行权范围打造省域互联网政务生态系统的"四张清单一张网"，再到"最多跑一次"的行政程序和政务服务最优化的升级式改革的背后，正是充分利用现代技术，以群众和企业到政府办理"一件事情"为导向，将分散于各个部门的事权集中至类似一级政府的平台上来行使，极大提升了群众办事的便利程度。

然而，在技术发展日新月异的新时代，智慧政府建设极大提升了为人民服务的效能的同时，政府组织内部的信息系统中，面向基层工作人员，解决其工作便利性的技术资源的极度匮乏极易被忽视。降低高度信息化的系统与基层办事人员的人机互动成本，简化人工操作流程，人性化操作界面，简化下级上报数据和迎接检查的方式、流程和渠道等相关技术资源的应用依然极度匮乏。在此情形下,系统中各个条线的业务信息化整合程度越高,基层业务人员的工作负担反而会越大。以上海市 Z 镇社区事务受理服务中心的业务受理窗口为例,该中心的业务受理窗口 2020 年对接 13 个条线,可办理的事项多达 189 项。业务窗口从"一门受理"升级为"一口受理"以后,每个窗口业务员不仅要熟练掌握这 189 项业务的办理流程和所需材料,还要熟悉其桌子上摆放的 20 多个业务章的使用规则。尽管现代信息技术将 13 个条线的业务办理整合到了业务办理窗口,通过"一口受理"极大地方便办事群众,但是业务的办理流程、所需材料和用章规则都不尽相同的 189 项业务却给业务办理人员带来了极大的挑战。业务系统中缺乏业务办理过程中自动弹出的所需材料、所需业务章和下一步操作提示等方便业务人员的人性化技术资源,以至于培训一个合格的窗口业务办理人员需要半年至一年的时间。较大的工作难度和人员的不足使得这些业务人员几乎全年无休,但没有加班费,收到群众的一个差评还要扣 500 元工资。因此,尽管政府内部信息系统高度整合各部门的业务办理流程极大提升了群众办事的便利性,但是面向基层减负,简化人机互动的人性化的技术资源的应用却相对匮乏,给基层办事人员带来了极大的负担。事实上,技术资源的匮乏是上下级协调失灵的体现,是上级对下级的尊重程度不足和换位思考不足的具体体现,需要引起上级相关部门的高度重视。

(二)协调机制缺失导致的协调失灵

西方学者较早注意到的诸如"公地悲剧"、囚徒困境和集体行动困境等一系列经典问题均与协调机制的缺失息息相关。协调机制的建立和有效运行是集体行动得以可能的重要保障,也是一项工作得以有效落实的关键所在。因此,我国各级党委和政府高度重视组织间的协调问题,并在实践中探索出了诸多切实有效的协调机制。比如现有体制在部署任务之前常常需要启动"牵头""配合"机制,明确各部门间在分工协调配合中的牵头责任和配合责任,并在落实任务的过程中通过运动式治理模式,建立起一种普遍意义上的"责任到人"的机制来推动各项政策意图的有效落实。[38]然而,一种协调机制的有效运行往往需要其他多元化的微观协调机制的有效配合,以形成较强的协调能力,否则极易引发协调失灵。比如在"牵头""配合"机制的运行过程中,牵头部门对需要落实的工作负有牵头负责,而配合部门承担配合责任的大小通常取决于牵头部门的协调能力,以至于"牵头就是磕头"。从这个意义上而言,多元化的微观协调机制的缺失,在一定程度上增加了协调的成本,弱化了政府部门上下左右的协调能力,引发协调失灵,并成为基层负担的又一重要来源。

1. 人格化协调机制的缺失带来的基层负担

政府组织间的协调,其他组织或个体与政府间的协调等相关协调行为在当前的中国是较为普遍的。在 2012 年党中央"八项规定"出台之前,政府组织内部的纵向协调较多依赖于人格化的交往,下级向上级争取资源或协调工作时往往会通过"糖衣炮弹"的形式和方式来吸引上级领导的注意力。人格化交往过程中,基层干部不仅获得了上级领导的支持和认可,也在各级领导干部之间形成了繁密的私人关系。然而,在党中央"八项规定"以后,政府组织的上下级关系与之前的情况完全不同,现在这样"清清爽爽"上下左右关系在之前是不可想象的。现在,镇村之间、街居之间的沟通协调则更多的是通过基于工作需要的正式化的制度协调来完成。正式协调过程中,公事公办的成分增加了而人情面子的成分减少了,工作联系增加了而私人联系减少了,人与人之间的联系缺少人情的温度。除了政策和制度的影响以外,基层政府规模的越来越庞大也是人格化协调机制缺失的重要因素。随着专业化分工的细化和中心工作的需要,现在 Z 镇镇政府的规模越来越庞大,机关单位和企事业单位等部门众多,正科级以上干部近百人,全镇财政供养人员达到 2 700人,规模庞大,人员众多,镇领导确实难以逐一与下属建立较多的私人联系。总之,政府组织内部的上下左右间在工作联系中曾经存在的极具人情温度的人格化协调机制缺失了。

人格化协调机制的缺失使得工作中基层干部之间的联系倾向于公事公办，同级之间缺乏足够的互帮互助，而上级对下级也缺乏足够的体谅和尊重。街镇职能部门要求村居上报数据材料和召集村居干部开会等相关工作中，常常存在态度考核和痕迹考核等不合理的考核机制。无论村居有没有需要上报的数据和材料，即使是空表都必须按时派人把数据和材料送达，街镇职能部门召集的会议，最好都是村居书记参加，否则显得村居对本部门工作不够重视。在信息技术如此发达的今天，人格化协调机制的缺失使得形式主义官僚主义极易搭乘技术治理的便车，强化上级对下级的管控，增加了基层负担。比如上级各个部门和每项工作都要建立微信工作群，有些群还全天 24 小时随时下达任务指令，使得下级应接不暇；有些职能部门还给村居配发各种定位便携设备，全天候监督考核村居相关工作的路线和时间。

2. 数据共享机制缺失带来的基层负担

信息数据共享机制的缺失也是导致协调失灵，引发基层负担的重要原因之一。在大数据时代，政府主要领导和相关职能部门的有关决策越来越依赖于数据的有效收集、处理和分析。尽管大数据分析极大提升了决策的针对性、有效性和科学性，但也在一定程度上增加了基层上报数据和台账的工作量。由于政府各个部门间信息数据的共享程度依然较低，数据上报工作中缺乏部门间的数据共享机制，极易引发基层负担。从实地调研的情况来看，政府每个部门条线都根据各自的工作需要编制了数据表格，并要求下级按照表格要求填报相关数据，但是各个部门需要的数据中多有交叉重叠。数据共享机制缺失使得部门间数据难以共享，各部门只能让基层重复上报或到基层重复采集，给基层带来了不必要的负担。比如在上海市 Z 镇 W 村调研时发现，在村民每年的大病补贴报销工作中，村干部不仅要把每张发票贴在 A4 纸上，还要将每张发票上的发票号码、自负金额和自费金额等数据人工录入电脑。全村每年几千张发票的张贴和录入需要占用村干部三个月的时间。这不仅集中体现了上级政府部门间数据共享不充分给基层带来了负担,也在一定程度上体现了上级对下级工作的不够尊重。此外,基层反馈较多的重复检查考核问题事实上也是数据共享机制缺失带来的基层负担。基层做的一件事在工作考核检查中可能会涉及不同的部门,每个部门都要来现场查看,听取相关工作汇报,以至于基层不得不反复迎接同一项工作的检查,反复汇报同一件事。

3. 基层工作保障机制缺失带来的基层负担

党中央一直较为重视基层工作的保障问题,早在 2010 年,财政部就针对分税制体制下部分县级财政财力水平较低,无法满足其基本支出需求的财政困难局面,明确提出了以实现县乡政府"保工资、保运转、保民生"为主要目标的县级基本财力保障机制建设。[39]然而,基本财力保障机制仅仅解决了保基本的问题,基层工作的自主空间、基层工作人员的待遇水平和晋升渠道等领域的保障机制却相对不足。首先,基层工作自主空间保障的缺乏集中体现在基层工作的高度被动上。基层工作通常要根据上级的工作安排和工作节奏来被动地开展,已制定的工作计划也必须根据上级的临时安排及时做出调整。然而,基层需要一定的自主性和能动性来应对复杂多变的社会治理和发展的第一线所发生的各类突发事件。高度被动的基层工作与基层所需的自主性之间存在极大的张力。这种张力给基层干部,尤其是做事认真负责的基层干部带来了较大的心理负担。其次,基层工作人员的待遇保障的缺乏主要表现为基层工作人员的收入低和待遇的不稳定。基层工作人员中存在的公务员、事业编、社工编、集体编和队伍人员等复杂的身份体系的背后是收入水平的差异。这种差异不仅放大了部分工作人员的低收入问题,还使得基层不同程度地存在着同工不同酬的现象。待遇的不稳定集中体现在村干部群体中。没有编制的村干部换届后一旦落选还是农民身份,退休后只享受农村居民社会保障。另外,基层工作人员晋升渠道保障的不足主要体现在基层干部获得晋升或者改变身份的机会较少。层层空降到基层锻炼的干部往往就地任职，挤占了基层工作人员原本就狭窄的晋升渠道。相对于职务的晋升，村居干部更关注的是身份的改变，尽管存在诸如公务员的定向招考等渠道，但是名额十分有限，报名要求也相对较高。基层收入低、待遇不稳定、晋升渠道狭窄和改变身份的机会少是基层工作人员心中最为挂念的后顾之忧，是导致其在工作中产生心理负担的重要因素。

四、改进组织间协调：探索基层减负的新路径

（一）明确分工：优化政府部门职责体系，理顺部门职责分工

从组织理论上来说，人力资源、权力资源和技术资源匮乏都是组织间协调失灵的重要表现。如果组织间协调顺畅，那么组织之间的合理化分工的要求就会相应地降低。但实践中由于组织间的协调成本较高，于是就对分工的合理性提出了更高的要求。因此，要解决基层负担问题，就需要把明确分工作为改进协调的重要前提和基础。明确部门的职责分工必须要优化政府职责体系，厘清不同层级、部门、岗位之间的职责边界。《中共中央关于制定国民经济和社会发展第十四个五年规划和二〇三五年远景目标的建议》（以下简称"《建议》"）把建设职责明确、依法行政的政府治理体系作为加快转变政府职能的一项重要举措。优化政府职责体系需要上级政府相关部门对基层部门目前承担的和应由本部门承担的全部职责任务逐项列举出来，将其在分类汇总的基础上进行综合性的职责分析，并按照有利于提升治理体系和治理能力现代化的原则和要求，明确哪些职责应保留，哪些职责应转交其他部门，哪些职责应该取消等等。在确定部门应承担的若干基本职责时，要特别注意处理好部门之间的交叉职责和确需由多个部门承担的共同职责，理顺多部门履行交叉职责和共同职责时的主办与协办关系、牵头与配合关系，制定制度化和灵活性相统一的协调机制，防止"主办全办，协办不办"和弱势部门"牵头得磕头"的现象，使得各个部门围绕共同的

履责目标,分工协作,各司其职,各负其责。

(二) 赋权增能:建立权责对等、整合有力的协调组织

事实上,对基层组织赋权增能已经受到了党中央的高度重视。《通知》明确指出要"总结一些地方的新鲜经验,进一步向基层放权赋能,加快制定赋权清单,推动更多社会资源、管理权限和民生服务下放到基层,人力物力财力投放到基层"。《建议》也明确指出"推动社会治理重心向基层下移,向基层放权赋能,加强城乡社区治理和服务体系建设,减轻基层特别是村级组织负担,加强基层社会治理队伍建设,构建网格化管理、精细化服务、信息化支撑、开放共享的基层管理服务平台"。在具体实践层面,对基层组织赋权增能要特别注重解决纵向上的权责不对等问题,以及横向上的权力整合不足的问题。要解决这两个问题最常规的做法是通过对基层组织赋权增能,建立权责对等、整合有力的协调组织。事实上,无论是国外还是国内都有通过建立协调组织,来解决协调成本较高带来的上下左右协调问题的探索和实践。比如,在解决协调问题的过程中,西方国家较为普遍的做法是设立综合性协调中心和成立专门委员会。[40]而在国内,围绕中心工作和重点工作,设立议事协调机构或临时性机构,来协调各个相关部门共同推进工作进程,已成为政府开展工作的常态。在 Z 镇的调研中,围绕全国文明城区的创建工作,Z 镇特别成立了创建全国文明城区工作办公室,以围绕创建工作整合各部门的资源力量,并最终成功创建。

然而,需要特别关注的是纵向上的赋权增能,尤其是要关注镇和村之间的权责对等问题。镇村之间的关系从组织上体现为镇政府及各职能部门与村民委员会之间的关系,即行政组织和自治组织之间的关系。目前,如何平衡好这两者之间的权责关系,建立权责对等的协调组织鲜有探索。Z 镇通过赋权增能因地制宜地建立了职责清晰、分工明确、权责对等的协调组织,即协调镇级行政组织和村级自治组织的村级社区综合管理服务中心(以下简称"中心")。

其具体做法包括:第一,事务分类,机构分设。全面梳理来自上级的15类政务工作和村自身的村务工作,分别由"中心"和村民委员会来承担。"中心"作为镇里的派出机构,注册为民办非企业组织,牌子挂在村部大门口与村两委及合作社的牌子并列。第二,选聘分离,由政府对"中心"的干部进行考察聘用,一年一聘,聘任对象包括村两委班子成员和镇职能部门下沉到村的条线人员。镇政府一般会拟聘村书记为"中心"主任,村主任为"中心"副主任,委员担任村内各片的片长,镇条线下沉人员为一般工作人员。"中心"有独立的账户,部分来自镇政府财政的资金包括"中心"成员的工资都会转入该账户。如果村干部不能被聘任,则不能享受"中心"成员的工资,而只能享受村干部的工资。第三,压实责任,村域划片,片长作为本片各类事务第一责任人。"中心"将 3—5 个村民小组划成一片,片长由"中心"聘任的干部担任,一般是村"两委"委员或者后备干部。该干部除了负责原本的条线工作,还要对本片内所有事务承担兜底责任,对群众要求承担首问责任。片区内需要其他条线协同工作时,由片长去协调其他干部完成。片内村民组长直接对片长负责,形成一个工作班子,小组长的收入和片长挂钩。第四,村内考核,民主评议,一般干部干好干坏不一样。"中心"对各片区和工作人员进行考核,形成考核与收入挂钩的村内绩效考核机制。在以往的总体捆绑式考核的基础上,增加了村内考核的环节,其难点是能否真的考核,考核结果能不能让人服气。某试点村的做法是由村民代表、党员代表和村务监督委员会成员等32人组成的代表队伍发动民主评议,去掉最高分和最低分后,把平均分作为百分比数乘上镇里考核给的报酬。这项改革不仅压实了一般村干部的责任,减轻了村书记的负担,还极具启发性地探索了在法律允许的范围内,如何将村级组织改造成基层任务共同体,这一普遍性的难题。

(三)重塑关系:完善人格化与制度化相结合的协调机制

通过完善人格化与制度化相结合的协调机制来重塑组织间的

关系。在人格化协调迅速弱化的过程中,顶层设计在原有的联席会议制度和议事协调机制等正式的制度化协调机制的基础上,又迅速地强化了各种其他正式的制度化的协调机制,比如区域化党建和网格化中心的建立和发展。此外,政府还通过部门职责的调整归并将部门间协调变为部门内协调,缩小协调的范围,降低协调的成本。在形式主义官僚主义尚未杜绝的情况下,亟须发展政府内部的行政民主,用制度化的方式加强上下级之间的有效沟通,让上级能够体谅和尊重下属的合理意见和诉求。

然而,正式的制度化协调机制固然重要,但其也难以完全替代人情味浓厚的人格化协调机制。人格化的协调机制能够有效弥补制度化协调机制在探讨事项的合理性、层级之间分工的合理性和完成事务方式的合理性等方面的不足。建立非正式的人格化协调机制并非朝夕之功,需要让基层工作人员彼此之间有一个从陌生到熟悉的过程。因此,可以从以下三个方面进行探索:第一,共享物理空间,增加互动的频率,培养人格化协调的面子基础。事实上,有的地方政府已经在探索强化网格化中心和既有的群众工作网络之间的关系,比如上海市奉贤区奉城镇的"四网合一"包括了区域党建、城市管理、群众工作、群防群治;有的地方政府强化了城管部门和网格化中心之间的协调,比如上海浦东新区惠南镇的城市运行综合管理中心将城管和网格化中心放在一个大楼里,而闵行区马桥镇的城市综合管理事务中心也让派出所以外的其他各种基层执法机构在同一座楼里办公。第二,减小管理幅度,减少领导管理的下属数量。探索镇管社区模式,可在一定程度上减轻镇一级的社会管理压力和政府运行成本,为居民提供更加精准、有效、便捷的社会服务,使缩小后的管理单元能得到充实的配给服务和管理资源,城市管理和治理效能也将得到进一步提升。领导面对的下属少了,上下级关系就会发生根本的改变。第三,扩大基层岗位的轮岗范围,增加轮岗频率,不仅让基层人员之间彼此熟悉,还要让人员熟悉彼此之间的工作。总之，要想方设法增加不同层次干部之间的人格化交流机会，用自然形成的人情面子软化顽固的官僚主义。

（四）共享数据：搭建区域化的信息数据共享平台

搭建区域化的信息数据共享平台，满足同一级政府的部门间信息共享和流程一体化的需求。从条块关系的角度来看，条的信息能力极为发达，而以块为单位的信息数据集成度则普遍较低。这也是协调条块关系过程中总是出现"一收就死，一放就乱"这一两难困境的重要原因。信息化的发展使得现代信息技术为解决上述问题提供了有效的技术支撑。但是，信息数据的共享依然有着较高的技术和资金等方面的成本。这使得基层政府需要借助上级政府的项目资源或整合既有的平台资源来进行打造。以超大城市上海为例，在推进"一网统管"和"一网通办"的进程中，是否可以给区镇两级政府配套相关数据共享平台资源。发展以块为单位的信息集成平台，综合各类信息数据，并对这些数据进行汇总分析研判，以有效降低组织间的协调成本，减轻基层负担。比如该平台可纳入群众福利数据，帮助基层在地方性福利或集体福利的分配中算平衡账，汇总出一份经得起大家评判的福利分配表，为社区内部民主议事提供信息基础；再比如，该平台还可以利用数据实现考核的自动化或半自动化，使得上级部门围绕下级的工作实效进行考核，既可避免考核下级对本部门工作的态度和重视程度，又可减轻基层重复上报的烦恼和基层重复迎接检查的痛苦。总之，搭建区域化的信息数据共享平台，通过信息数据的区域化共享，不仅减轻基层的负担，还能减少基层工作对人工发现和研判的依赖，丰富决策部门掌握的信息，提升决策的科学化和管理的主动性水平。事实上，搭建区域化的信息数据共享平台是通过信息集成能力来平衡行政系统中的专业化和综合化之间的关系，使得所有的专业部门都具有更高的综合化能力，为基层减负开辟了新路径。

(五)激励干部:提升基层干部的待遇水平,完善基层干部培养和工作考核机制

激励基层干部是推动基层减负的重要方面。激励干部不仅要提升基层干部的待遇水平,还要完善其培养和考核机制。提升基层干部的待遇水平既要真正把基层干部的带薪休假、津补贴、职务职级等待遇保障制度落到实处,还要建立基层干部尤其是村居干部的报酬动态增长机制。完善基层干部培养机制不仅要拓展基层干部的晋升渠道,还要增加村居干部实现身份转变的机会,让基层干部流动起来,使其看到更美好的未来和感受到更饱满的希望。与此同时,要进一步完善督查检查考核机制。首先,要进一步完善督查检查考核内容事项。既要严格督查检查考核内容的计划管理和备案管理,强化对计划事项的监督执行,又要严格制定每个层级的督查检查考核事项,合理制定考核标准,避免自上而下一刀切的开展考核事项的层层配套和考核标准的层层加码。其次,要进一步改进督查检查考核方式方法。要注重结果导向,避免阵仗声势大、层层听汇报、大范围索要台账资料等做法;要注重明察暗访相结合的方式,帮助基层发现问题和解决问题;要充分利用基于大数据、云计算等信息化手段搭建的数据共享平台,通过检查数据的信息化共享提高督查效率和质量,并推动相关部门督查检查考核结果互认互用,避免多头重复检查和网上系统填报后还要另附纸质数据并盖章的做法。第三,要对容易产生基层负担的"一票否决"、签订责任状事项以及涉及城市评选评比表彰的创建活动等实行清单管理,并基于行政内部民主和协商建立清单的退出和准入机制;要在科学化、合理化和人性化的基础上推动行政问责事项和问责力度的法治化。另外,要处理好督查检查考核的刚性与基层自主创新的灵活性之间的关系。要发展"中层设计",向基层赋权,尊重基层的首创精神,给予基层创新的空间,提供创新指导,避免把每年都要求基层创新作为考核。

五、结　语

上述表明,组织间的协调失灵是理解基层负担的新视角,也引发基层负担的重要机制。部门、层级以及职能之间的壁垒是协调失灵的一种具体表现,但其更为普遍的表现是协调资源的匮乏和协调机制的缺失。在协调失灵的视角下,要解决基层负担问题就需要在明确组织间职责分工的基础上,通过对基层组织赋权增能,重塑组织间关系,共享区域数据,有效激励干部这几个方面来改进组织间的协调,以探索解决基层负担问题的新路径。

事实上,组织间的协调也是一个组织间博弈的过程,改进协调必须要解决基层"位卑、权轻和责重"的困境。随着技术治理的强化,在改进协调的过程中要注意处理好高效行政与基层自主之间的矛盾,平衡好民主和集中之间的关系,而这需要地方政府甚至中央政府的顶层设计。改进基层组织间协调的总方向或目标应该是把基层组织打造为基层任务共同体,以满足新时代群众的呼声和领导的要求都比较高的新需求。

参考文献

[1][22]周庆智.让基层干部身心得安,重塑进取心[J].人民论坛,2020(Z1):49—51。

[2]新华社:习近平近日作出重要指示　强调纠正"四风"不能止步　作风建设永远在路上[EB/OL].http://www.gov.cn/xinwen/2017-12/11/content_5246002.htm,2017-12-11。

[3]孙立平,郭于华."软硬兼施":正式权力非正式运作的过程分析——华北B镇收粮的个案研究[EB/OL].http://www.aisixiang.com/data/16634.html,2017-11-20。

[4]曾凡军.政治锦标赛体制下基层政府政策选择性执行及整体性治理救治[J].湖北行政学院学报,2013(3):22—26。

[5] 杨爱平,余雁鸿.选择性应付:社区居委会行动逻辑的组织分析——以G市L社区为例[J].社会学研究,2012(4):105—126。

[6] 郭砚莉.改善政府内部治理效率分析:基于交易成本的观点[J].中国行政管理,2012(7):88—90。

[7] 熊易寒.地方政府要告别压力型体制[J].社会观察,2010(9):40—41。

[8] 杨志云,殷培红等.政府部门职责分工及交叉的公众感知:基于环境管理领域的分析[J].中国行政管理,2015(6):82—87。

[9][38] 周飞舟,谭明智."责任到人"的治理机制及其作用——以脱贫攻坚战为例[J].学海,2020(3):49—58。

[10] 周庆智."文件治理":作为基层秩序的规范来源和权威形式[J].求实,2017(11):35—44。

[11] 房宁."顶格管理"逼得北京日报基层搞形式主义[N].北京日报,2020-06-08。

[12] 任洁.谨防基层减负陷入形式主义陷阱[J].人民论坛,2019(31):86—87。

[13] 王勇.关于解决形式主义突出问题为基层减负的调查与思考[J].中共太原市委党校学报,2020(1):12—15。

[14] 周黎安.中国地方官员的晋升锦标赛模式研究[J].经济研究,2007(7):36—50。

[15] 渠敬东.项目制:一种新的国家治理体制[J].中国社会科学,2012(5):113—130。

[16] 周雪光.运动型治理机制:中国国家治理的制度逻辑再思考[J].开放时代,2012(9):105—125。

[17] 周黎安.行政发包制[J].社会,2014(6):1—38。

[18] 贺雪峰.行政体制中的责权利层级不对称问题[J].云南行政学院学报,2015(4):5—7。

[19] 贠杰.政府治理中"层层加码"现象的深层原因[J].人民论坛,2016(21):22—24。

[20] 周少来.乡镇政府体制性困局及其应对[J].甘肃社会科学,2019(6):33—40。

[21] 徐文,王正.行政发包和晋升锦标赛双重约束下基层减负的突破路径研究[J].安徽行政学院学报,2020(3):77—83。

[23] 李晓飞.分立型联合体:地方政府间关系的新形态[J].公共管理学报,2020(3):12—23。

[24] 张紧跟.当代美国大都市区治理:实践与启示[J].现代城市研究,2005(9):25—31。

[25] 曹堂哲.公共行政执行协同机制——概念、模型和理论视角[J].中国行政管理,2010(1):115—120。

[26] 谢康,肖静华等.协调成本与经济增长:工业化与信息化融合的视角[J].经济学动态,2016(5):14—25。

[27] 潘士远.合作研究、协调成本与知识增长[J].北京大学学报(哲学社会科学版),2005(4):88—97。

[28][35] 卓越.政府交易成本的类型及其成因分析[J].中国行政管理,2008(9):38—43。

[29] 卓越.控制政府交易成本的制度创新[J].学习与探索,2008(3):57—59。

[30] 张苇锟.高质量发展背景下政府制度创新研究——基于交易成本理论的视野[J].治理现代化研究,2020(3):57—60。

[31] 陈明明.比较现代化·市民社会·新制度主义——关于20世纪80、90年代中国政治研究的三个理论视角[J].战略与管理,2001(4):109—120。

[32] 温铁军."三农问题"与制度变迁[M].中国经济出版社,2009:12。

[33] 程秋萍,熊万胜.治理交易成本与农业经营组织形式演变——基于1949—2015年J市养猪业兴衰史的分析[J].社会学研究,2006(6):143—168。

[34] 林钟高,徐虹,吴玉莲.交易成本与内部控制治理逻辑——基于信任与不确定性的组织内合作视角[J].财经研究,2009(2):111—122。

[36] 施雪华.协调难度加大监督难度加大协调成本增加央地矛盾加剧"超级大部"后的管理难题——"超级大部"内设机构的利益和权能协调[J].人民论坛,2013(9):47—49。

[37] 陈振明.政府治理变革的技术基础——大数据与智能化时代的政府改革述评[J].行政论坛,2015(6):1—9。

［39］谢旭人：国务院关于县级基本财力保障机制运行情况的报告——2012 年 8 月 29 日在第十一届全国人民代表大会常务委员会第二十八次会议上［EB/OL］.http：//www.npc.gov.cn/zgrdw/huiyi/ztbg/gwygyxjjbclbzgzqkbg/2012-08/30/content_1735734.htm，2012-08-30。

［40］曾凡军.府际协调低效率与整体性治理策略研究［J］.学术论坛，2013（1）：39—43。

科斯定理在政策解释中的运用[①]

赵德余

[摘要]　科斯无关性定理很大程度上提供了一种分析制度或政策的参照系功能。从政策的合法化、民主决策以及政策实施、评估与模拟都可以参照科斯定理构造各种形式的无关性定理。本报告将介绍在不同的政策过程或解释模式的构建中如何构建不同形式的科斯定理，讨论的焦点在于为何需要运用科斯范式，科斯定理范式和现在主流实证研究范式的区别和价值所在。然后，反思和检讨科斯定理可能被泛化和滥用的问题。

[关键词]　科斯定理；政策解释；新古典经济学；制度经济学

[中图分类号]　F062.9；F270-05　[文献标识码]　A

一、引　　言

我讲的题目是"科斯定理（Coase theorem）[②]在政策解释中的运用"。我在安泰管理学院[③]做的博士论文研究是农业经济学领域，

[作者简介]赵德余，复旦大学社会发展与公共政策学院教授。

①　本文是根据作者 2019 年在上海交通大学安泰经济管理学院的演讲内容整理而成。

②　由罗纳德·科斯（Ronald Coase）发明，由斯蒂格勒（George J.Stigler）正式表述。

③　2006 年前称为"安泰管理学院"，2006 年更名为"安泰经济与管理学院"。

论文是在顾海英老师和史清华老师指导下完成的。到了复旦大学以后，并没有进到经济学院，我想如果进入经济学院可能还会继续从事农业经济问题研究的。但进入的是复旦大学社会发展与公共政策学院，这个学院当时真正研究公共政策的人很少，主要是社会学、心理学、社会工作以及人口学等，由这些学科共同组成的一个类似浙江大学公共管理学院一样的机构。今天我和大家分享的是经济学当中的一些基本原理（特别是我比较喜欢的一个定理）在公共政策研究中有什么运用以及它的价值。

农业经济学本质上是天然的政策科学，可以说，农业经济学当中任何一个问题都是政策问题，我们过去研究的农业经济学经典问题就是土地问题和粮食问题，早期的时候是这样，现在情形其实也还是这样的。土地问题的研究本质上就是土地政策的资源配置效率及其最优土地制度安排的选择问题，而粮食问题研究也是关于粮食政策的资源配置效率及其最优粮食政策的选择问题。当然，类似的还有农业的产业化问题、针对农户的各种各样的补贴政策、农村的税费政策，以及今天的乡村振兴政策，等等，这些和"三农"相关的各类具体问题就是天然的政策研究问题。可见，我从农业经济学研究转换到研究公共政策就不奇怪了，这是一个很自然的转换，把"农业"两个字变成了"公共"两个字，就是范围大了一点而已。当然，随之而来的变化是研究政策的理论感稍微地增加了一点，或抽象了一点，我就变成了一个研究公共政策的学者了。

二、怎么理解科斯定理（1）：对新古典经济学的修正

关于今天的报告，我想说三个问题。第一个是"怎么理解科斯定理？"估计大家都很熟悉，我们先回顾一下如何对科斯定理进行解读或者说是它有哪些价值。

科斯定理是科斯两篇代表性论文的主要思想之精炼。科斯本人并没有用"科斯定理"这个词语，关于科斯定理的表述最早是芝加

哥大学产业经济研究的经济学家斯蒂格勒（George J. Stigler）提出来的。当然，科斯因这两篇论文而获得诺贝尔经济学奖。而有史以来，获得诺贝尔经济学奖中研究成果最少的学者，可能就是科斯了。可见，这两篇经济学论文的分量和价值是很高的，其中一篇论文是关于社会成本问题的研究，另一篇是论企业的性质。就在这两篇文章当中，科斯提出了一个关于交易成本重要性的无关性命题，而这又被称为科斯定理的第一定理（当然，后面我们还会提到科斯定理也被人以推论形式称为第二定理和第三定理）。

最本原的科斯定理按照斯蒂格勒的总结，就是：产权界定是清楚的，以及交易成本不太高或为零，那么，资源配置有效率。这个话完整的就是产权界定是清楚的，交易费用不太高，产权相关的权利初始配置不重要，配给你或配给他从资源配置效率角度看都不重要，而且资源配置效率是可以保证的。科斯定理的这个表述显然突出了一个非常重要的假设是什么，或者说它的假设是一个理想的情况。科斯提出了一个理想世界，即在这个世界里，交易费用比较低，或者说接近于零的交易成本。

他是在什么理论或学术背景下提出交易成本这个概念的呢？在社会成本问题上，这一篇论文中为什么会提这个想法？我稍稍给大家做一个经济学背景的介绍。新古典经济学被科斯称之为黑板经济学，其研究的核心是处理什么问题的呢？新古典经济学有很强的技术性，或者说技术性是什么意思？可以说，新古典经济学处理或研究的问题很大程度上就是人和物的关系，也就是人和资源的关系，这个关系在马克思看来就是研究生产力的问题。

人和资源的关系研究实际上追求的一种目标是什么？这就是资源的优化配置。资源配置的效率提高是新古典经济学研究最核心的目标。人和资源的技术性关系是由一系列理论构造的，其关键的理论就是生产者理论，如新古典经济学教科书一般首先是讲生产者理论、消费者理论以及两者结合形成了价格理论。所谓的新古典经济学本质上就是价格理论。

　　因为生产者追求效率最大化或利润最大化,这些都是生产者对价格的反应。这个反应是技术性的,是盲目的、麻木不仁的,是一个完全的生物本能的趋利避害性质的。也就是说,价格上涨了,我把东西卖出去,价格跌了我多买一点,涨了少买一点(我们不说理性预期下比如房价涨得越厉害,大家抢着买,价格越涨,则需求越高,这是投机性需求增加)。我们不考虑特殊情形,在正常的价格理论描述的世界里,生产者和消费者是如何反应的? 这就是生物的本能反应。这种技术性反应的结果是市场均衡以及什么样的资源配置结果呢? 新古典经济学反映出来的就是所有的行动者都得到了最优的结果,即消费者一定在某一个价格水平上停止了购买,他支付了愿意支付的成本,获得了主观效用,主观效用扣除成本就是消费者剩余的三角形面积最大。生产者承担了其购买数量的商品的生产成本和实际获得的支付价格,生产者就是接受的价格下面利润最大化,而消费者是在上面愿意支付的价格和实际支付价格的差额,消费者是实现了什么? 即消费效用极大化。

　　它得到最终均衡的情况就是社会总福利最优,用一个词语总结就是阿罗—德布鲁(Arrow-Debreu)的一般均衡①,这个一般均衡描述了一个理想的世界。我刚刚说科斯定理第一定理也是理想的世界,这是两个理想世界。科斯定理创造了什么样的理想世界? 和阿罗—德布鲁创造的理想世界有什么关系? 我想建立的政策的理想世界运用科斯定理又是一个什么关系? 这个是我今天要讲的题目,就是科斯定理有三大面向或三个层级,一个是针对新古典经济学,这个是他第一定理的含义(第二个层级相对新制度经济学,对新古典经济学的校正,另外是引入到一个公共政策的世界建立的三个层级,这个是我要研究的故事)。

　　科斯思想怎么构成对新古典经济学的对话? 要从这个地方开

_____

① 阿罗(Kenneth Arrow)与法国经济学家杰拉德·德布鲁(Grard Debreu)共同建立了制定价格的一般条件,即在一个经济体中,各个商品的总供应量与总需求量保持平衡(现称"阿罗—德布鲁一般均衡模型")。

始。新古典经济学要满足阿罗—德布鲁的推理,他们要推理这个完整的世界,这是建立在我们教科书里的一些基本经济原理之上的。科斯把这些东西称为黑板经济学,就是只能在黑板上讲讲,没有什么用处,也就是黑板上的理论,或纸面的理论。这个理论有几个假设,市场失灵是其中一个,这个价格理论要有效地运行一定要有几个基本的假设。这几个基本假设我们都耳熟能详,第一个就是完全竞争,自由进入与自由退出,有很多的买者卖者。第二个是完全信息,即没有信息不对称。第三条是外部性。第四条是公共物品,当然,可以列举很多很多的假设,但最核心的新古典经济学就是这几个假设。

科斯定理第一定理是就哪一个假说提出的呢?是从外部性这个地方发力的,他提出火车开往农民生产农产品的地方,火车冒火花导致农产品被烧掉,大家就产生了争议,这是一个经典的外部性案例。在外部性问题上,我们区分了两种不同类型的外部性:外部经济性和外部不经济性。前者是一个行动者对另外一个行动者产生了积极的或好的效应,而外部不经济就是一个行动者对另外一个行动者产生了消极的或差的效应,如化工厂排出来的污水把农民用水污染了,而农民得了怪病,那么,工厂污染就是外部不经济行为。

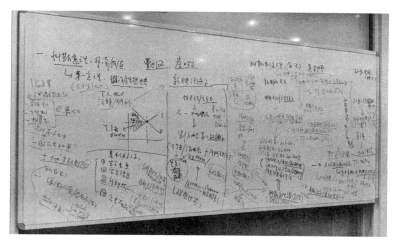

图 1 作者在上海交通大学演讲板书

科斯定理可以从这两个角度来揭示校正市场失灵或外部性的含义。如果是用来解决外部不经济性,从受损的方面来看,如果一个行动者的行为导致两个交易方都产生了损失,比如,火车经过一个地方导致了村庄的农田被占用,这会对农业生产导致损失,那么,要看这个权利最初给谁? 这个土地使用的初始权利(可以是所有权也可以是中国农村的土地承包权)给老百姓,毫无疑问,铁路经过这个村庄是要补偿老百姓的。如果这个土地的初始权利(所有权)是给铁路公司的,那么,老百姓还想继续在这个地方种农业产品的话,老百姓要付费给铁路公司让其重新绕道。在中国,这个问题一般是不存在的,因为土地是村集体所有的,一般铁路修建经过村庄的某个地方是要补偿村庄的,无论是修路所用土地的占用,还是以征地或租赁的方式获取,这在经济学上都是一个交易过程,失去土地一方都会获得补偿。

科斯在举这个例子的时候更多的是指 19 世纪以前的情形,即早期很多地方的土地所有权是没有清楚界定的,如早期美国西部开发的情况,就是谁先占有谁就是这个地方的所有者,那个时候产权没有明确的界定,这个外部性的矛盾会发生。在这个矛盾发生的时候,就看谁的损失越大,损失越大那么就越有动机去补偿损失比较小的这一方,从而获取土地的所有权或使用权,其获得土地使用的几率越大。科斯运用这个例子就证明了损失越大的一方越有动机补偿并且占有土地资源的实际控制权。

如果是外部经济性的情形呢? 在一个交易当中,一方的交易可以给另外一方带来好处,土地资源的初始权利会倾向于配置到或流向谁的手里呢? 这要取决于谁会让土地资源价值创造得越大,其就越倾向于占有这个土地资源的权利,或者说土地资源的权利会倾向于配给可以产生价值最大的人的手中,这个是假想,但却和我们的真实世界比较吻合。

为什么说吻合呢? 像现在中国农村的承包地,就一直在朝这个方向集中和发展。20 年前我们想象不到,即在 20 世纪 90 年代初的时候,包括史老师和我们都很难想象到农村的土地会像今天这样快速地集中到非常能干的人手中。土地流转到能干的种田能手或者说种粮大户手中,就可以获得比较高的土地收益和创造更高的价值。为什么创造更高的价值是符合科斯定理推断的? 因为创造价值大的人就可以补偿给创造价值比较小的人,创造价值小的人控制这个土地,经营土地的机会成本比较高,如果让他们两个人交易的话,他们愿意把这个土地交给可以创造更高价值的人。

比如说,一些农民自己经营的成本是 600 元/亩,每年种植粮食的经营收益是 1 000 元/亩,那么扣除成本带来的净收益一亩地就是 400 元左右。如果农民将土地出租给别人,给一个经营能力强的人,其一年成本由于规模经济而降低到 500 元/亩,其产生的经营收益假设由于其经营能力强而提高到 1 300 元/亩,其净收益达到将近 800 元/亩的话,则其会宁愿将其净收益分一半给土地的出让方。于是,经营能力差的农民会将承包地出租给农业大户,自己不用投入任何劳动即可赚取 400 元/亩的接近于其自主经营的净收益,这个交易对交易双方显然都是好事。科斯定理创造了一个理想的世界,想说明什么道理呢? 如果交易成本很低,土地产权初始分配在任何一个农民手里,不管分配给农民 A,还是分配给农民 B,甚至是分配给村庄集体经济组织手里,都是没有区别的。这个道理有一点深邃,为什么有这个意思? 它预示了一种很重要的道理。什么道理? 我们所说的土地产权制度。

今天所说的土地产权制度有各种各样的安排。其中,私有产权意味着引入土地私有制,即土地的所有权归农民个人或家庭所有。相对于农民所有,还有一种是土地所有权归村庄集体所有。当然,这也有两种情形,如集体所有和农民承包,即目前中国农村承包土地的三权分置政策模式,其土地所有权利名义上是归集体的,但土地实际上控制在承包人手里。另一种情形则是不仅土地所有权是属于集体的,且控制权也属于集体,即农村人民公社体制。在人民公社体制下,土地并没有承包给农民,而是由人民公社集体控制和使用的。按照科斯定理来说,如果交易费用很低或为零的话,以上这三种土地所有权和控制权安排模式从资源配置效率来看并没有区别,这就是一个理想的世界。

在科斯的理想世界中,有三种不同的产权制度安排,我后面会把产权制度放宽,把所有的产权制度放宽到一般的公共政策中。在任何一个政策或制度安排下,如果交易费用为零,政策不同形式的安排赋予不同行动者的权利规则不重要。为什么?是因为在任何一个给定的规则之下,这个规则涉及的初始权利给谁不重要,要界定清楚,无论给谁,他们会自发地产生交易机制。最终产生的结果是什么?都是按照这个路径在走,都会走向市场的最优均衡或资源的最优配置,即社会总产量都是极大化的。当然,这里有一个问题,即大家分配的份额不等或公平性没有考虑。我们对新古典经济学的目标中没有设置更多的目标,即新古典经济学为资源配置设置了效率目标,却没有加入公平目标,但是,一旦加入其他目标的时候,以上的推论就不成立了。

在不考虑公平的情况下,每一个人分配的份额不一样。比如说初始的产权制度放在集体公有制下,且在这个体制下交易费用为零,所有老百姓在以工分的形式(他是农业工人)通过计量或计工分来计酬,按照这个模式来划分,就是林毅夫文章中的生产队模型,他在《美国经济评论》发表的很著名的文章就是这个模型。他得到了一个博弈均衡,就是个人单干的收益和人民公社体制下的收益进行对比,单干收益大于在人民公社体制下获得工分(获得的收益),这个人民公社的体制不可持续,因为农民要退出人民公社。

林毅夫的假设在科斯第一定理下,其担忧是不存在的,林毅夫讨论的问题是不重要的,为什么?因为在第一定理下交易费用为零,这是什么含义?很显然,交易费用为零意味着对农民的劳动测量或计量、监督的费用都是零,于是,每个农民之间关于农业生产劳动和贡献的信息或知识都是完全的和对称的。每一个工人在人民公社里面早上8点上班还是晚上几点下班,每个人分配的工作是清清楚楚的,农民个人在人民公社体制下插秧和在自己的田里插秧的努力程度是一致的,或者说努力程度是不变的,或者说是最大的。每个农民的努力程度是一样,如果谁偷懒,大家都会知道的,人民公社负责人在计工分的时候就扣钱,可见,这工分不仅是工作量的数量概念,还有劳动质量的概念。既然每个人不敢偷懒,那么,在产出最大化的结果下,每个人多劳多得,那么,激励机制就是有效的,其工分对应的报酬就是一种激励。在这个时候,人民公社体制下的产出按照份额分配到每一个人,就不应该低于单干的份额,由此人民公社体制可以运行下去,也可以实现土地生产效率最大化。

在土地农民私人所有的体制下,所有的土地是私有化的。我们在1949年新中国刚刚成立的时候,农村土地实行的是农民所有制,当然和今天的农村家庭联产承包责任制是不一样。每一个农户是新古典经济学意义上农业产出极大化的生产者,其生产者剩余是归农民自己的。可见,土地农民所有制下农业的产量或资源配置效率也是极大化的。

在第三种体制下,农村家庭联产承包责任制也基本上就是20世纪80年代之后的中国现代主要的农业生产制度。在现有的农业生产制度下,土地的所有权归集体,但每一个农民获得承包一定份额土地的特别权利,即土地承包权。每个农民是追求农业生产的利润最大化者,因为交或不交土地租金没有关系,农业生产的剩余收益是最大化的。于是,农民缴纳的粮食征购任务以及三提五统等各种农村税费,就可以被看成是私有制下交给国家(包括给村集体的部分)的税收(在这个模型里,交租和交税是一个概念)。"交足国家的,留够集体的,剩下都是自己的",这句话表明:对农业剩余最大化也是保证每个农民的收益是最大化的,这个模式和张五常的博士论文的论证逻辑也是一样的。张五常的佃农理论试图论证这个道理,其分析的也是历史上新古典经济学著名的三个合约制度安排,即分成制、工资制和租佃制。张五常最后得出的结论是什么?因为李嘉图以来的政治经济学中都说分成合约是缺乏效率的,张五常一个突出的贡献就是证明在一定的条件下三种农业合约制度都是有效的。后来,斯蒂格利茨把张五常的思想或理论数学模型化,并运用信息经济学和博弈论做了重新描述,其获得诺贝尔经济学奖,在表彰他的贡献时,就有把张五常的思想数学化这篇论文,其实,经斯蒂格利茨形式化后的论文并没有新增特别的其他贡献。

分析比较以上三种土地制度模式在没有交易承包情形下的效率,可以发现,均只是反映了一种理想状态,而这种理想也就是新古典经济学的核心论点即市场有效论。在理想世界中,通过正确的供给和市场均衡的价格信号刺激生产者和消费者,让这个市场产出最大化,而这种产出最大化依赖于什么? 依赖的外部性是不存在的。这就是说个人的成本、收益和社会的成本、收益是高度吻合的。在这种情况下,科斯提出了一个定理。科斯之前人们看到外部性就会诉诸一个校正办法,即政府干预。科斯认为出现外部性不一定要政府干预,为什么呢? 因为当交易费用很低的时候,产权制度的初始界定不是很重要,双方通过谈判一定能够把外部性克服了。那么,后者也会实现效率的极大化,科斯定理第一层价值或贡献就是对新古典经济学做了长长的、深深的注释或者是修补。他对新古典经济学的注释和修补,使得修补了外部性以后市场均衡或价格理论仍然是有效的,但是,这是斯蒂格勒的理解,他甚至把科斯定理还做了另外一个表述,即如果市场是完全竞争的,那么,产权的初始配置不重要,且资源配置是有效的,这个是斯蒂格勒对科斯定理的推论。当然,科斯很不高兴,他认为"这种理解是不对的,没有理解我的意思"。

这说明了科斯定理不是仅仅对新古典经济学做补充,科斯自始至终是嘲笑新古典经济学的,他认为黑板经济学是不研究真实世界的经济学,是无用的。显然,斯蒂格勒关于完全竞争条件的推论不是科斯要表达的意思,这样等于把科斯的思想用来对新古典经济学做了注释或修补,但这不是科斯的意思,科斯试图要促使经济学发生革命性的变化,即重新建立一个研究框架,或重新建立一个分析的模式和结构,这才是科斯要做的事情。从新古典经济学的修补角度来看,斯蒂格勒或许低估了科斯的思想和理论贡献,于是,这就引入了科斯第二定理,即理解科斯定理的新视角。

三、怎么理解科斯定理(2):
为制度经济学确立了参照系或基准

科斯第二定理是反论,第一定理是建立理想的世界,而第二定理回到真实的世界,要研究真实的世界。北京大学的周其仁先生写过一本书(《真实世界经济学》),看这本书有很强的张五常和科斯风格,思想是一脉相承的,周其仁也非常重视研究真实世界的经济问题。

科斯是怎么从新古典经济学跳跃到建立第二定理和走向真实的世界的呢? 我们做一个对比,第二层次是从新制度主义的意义上来说的。说马克思是一个制度主义的先驱或大师的判断是有道理的。马克思所说的制度作为人与人之间的关系时强调的是什么?其强调的核心是规则的概念,即制度强调的"生产关系"这个概念。这个概念对应于马克思政治经济学中的"生产力",而生产力在新古典经济学当中意味着什么? 或者说主要研究什么? 如资本贡献率、劳动贡献率、技术贡献率等等,这些都是新古典经济学研究的关于各种生产要素的生产效率及其贡献水平,其依赖的变量生产力,如劳动生产率、资本生产率以及索罗讲的各种各样的包括技术在内的要素贡献率,这是新古典经济学最显著的技术主义特征。

为什么说马克思是制度主义的大师? 因为他用了生产关系概念,马克思讲的生产关系是指发生在关于生产要素的控制过程中的人与人之间的交易关系。这个概念很深邃,所有的指向都是围绕某种交易和其相关要素背后的所有权或控制权的争夺。马克思据此定义了奴隶社会、封建主义、资本主义与社会主义等各种社会制度,其划分社会的核心标准就是生产资料的所有制或产权。显然,马克思非常强调人与人之间的关系。相对而言,新古典经济学研究资源配置,即人与物的关系或资源配置,而制度主义是不仅仅研究资源配置问题,其落脚点更多地是研究交易或者研究人的行为,正是人的行为尤其是交易行为就构成研究的中心。

当然,关于制度主义的研究目标,虽然也研究资源配置的效率,但是其还需要研究政策或者制度的正义性目标。比如,我做的博士论文就是关于决定政策变迁的主流观念或各种价值的诸多因素,对于价值目标,除了新古典经济学关注的效率目标之外,还有安全、平等、自由以及权利等等,统统是政策和制度的目标。在新古典经济学,研究者依赖的就是价格理论,而对于制度主义而言,研究者依赖的是什么理论呢? 价格理论显然也是重要的,但是它增加了很多理论,如市场、企业等组织理论、企业家理论、治理理论、科层理论等等都出现了,包括我们提及的合约和交易费用理论等。这些理论分析模式的扩张包括信息经济学与博弈理论都已经纳入进来了。那么,相对于新古典经济学而言,与阿罗—德布鲁一般均衡范式相比,制度主义有均衡吗? 有理想型吗? 答案是肯定的,正是科斯定理创造了这样一个可以媲美新古典经济学的基准和参照系。

科斯第一定理的确是对应阿罗—德布鲁范式的①。如果从这个意义上来看,科斯定理的价值是什么? 科斯定理创造的基准如果被看成新制度主义的基准、柱石或参照系的话,就像阿罗—德布鲁范式给新古典经济学创立的参照性的贡献对比来说,这就不是斯蒂格勒讲的对新古典经济学修修补补的贡献,而这也是我讲的科斯定理第二个层面的价值,即为新古典经济学之外的制度经济学创造了一个参照系,奠定了一个基准,就像牛顿定理对经典力学的意义。牛顿第一、第二定理很重要,而经典力学的参照性是牛顿定理创造

---

① 如果说阿罗可以获得多个诺贝尔奖的话,有人认为还至少可以获得 3 个,如其最重要的成果之一就是信息不对称下逆选择或市场失灵的研究;其次是阿罗在公共政策研究中重要的贡献是阿罗不可能定理,也是公共选择理论的奠基者;此外,阿罗的重要贡献就是创立了新古典经济学的参照性和基准——阿罗—德布鲁范式。

的,可以说没有牛顿定理就没有经典力学。

如果从新制度主义来说,把科斯定理看成一个参照性,其价值就大于把它仅仅理解为修补了新古典经济学,这个是我讲的第二个含义。怎么理解这一串的规则?这个里面涉及科斯的第二定理。他是这么表述的,如果交易费用不为零,这就是回到真实世界了。

科斯第二定理说,如果交易费用大于零,那么产权制度的初始安排就是重要的。这是什么意思?产权的初始安排会决定资源的配置效率。资源配置的状况或结果怎么样?这是事先不知道的,但肯定不是最优的。这是一个交易费用为正的世界或者存在摩擦力的真实世界,而在正的世界和真实的世界中,所有的经济学研究关注点、重心或落脚点和方向感会转移到何处?转向人和人之间的行为或者说人和人之间的关系以及交易的策略上去。我们看这个制度,当交易费用为正的时候,关于土地的私有产权制度、土地集体所有下的三权分置制度和人民公社体制下的土地制度,三者的效率会不会一样?答案是:第一,三种制度效率肯定是不一样;第二,三种制度的效率高和低由什么因素决定?由交易费用决定了,而且同时由制度的规则和结构决定的,不同制度规则和结构决定不同的效率特征,这个是科斯第二定理得出来的判断。

从科斯第二定理出发,相对于新古典经济学而言很不一样的一些研究问题被提出来了,如最优的制度规则如何设计?设计什么样的组织制度规则能够最有效地提高资源配置效率?这些显然成了制度主义研究的焦点。组织制度或规则设计及其与资源配置效率的关系是整个研究的落脚点和关注点,这显然是重要的。而且从20世纪80年代以后的很多诺贝尔经济学奖获得者也是按照这个路线走的,自从1991年科斯获得诺贝尔经济学奖之后,诺斯(Douglass C. North)因为将交易费用分析纳入经济史的变迁与制度变迁的研究之中,在1994年获得诺贝尔经济学奖,而威廉姆森(Oliver E. Williamson)因为对交易费用运用到各类治理机制的研究和奥斯特罗姆(Elinor Ostrom)因为对于公共事务的治理之制度模式的研究,在 2009 年共同获得了当年的诺贝尔经济学奖。当然,无论是从张五常的佃农理论或企业的契约理论到格鲁斯曼(H.I.Grossman)—哈特(Oliver Hart)—莫尔(J.Moore)的不完全合约理论(简称 GHM 模型),还是交易费用视角下经济史的结构变迁与治理机制的研究等等,都是按照科斯第二定理揭示的、真实的、存在交易费用的世界或路线发展下来的。这些对公共政策研究提供的启示是什么?很简单,把"制度规则"改成"政策",那么,制度主义的核心研究问题就会转化为:何种公共政策安排可以提高资源配置效率?什么样的政策设计或者是政策如何实施可以提高资源配置效率?这是我们所做的转化,其背后的逻辑是什么?我觉得转化在这一点上最大的意义就是从资源的技术性行为视角变成了人的微观行为中的交易策略性和可谈判性的大大提高,这是科斯定理中非常核心的地方。在各种制度研究过程中,重中之重就是看行动者在各种交易中的行为以及其对政策目标的含义。

我们接下来讲两个案例。一是广东珠三角地区的土地股份合作制度。原来在 20 世纪 80 年代的时候,农村的土地承包户或农民是需要交农业税费以及粮食征购任务的。当时,由于南方改革开放,相当一部分农民都把土地抛荒之后去工厂打工或做生意。村干部挨家挨户去收农业税费和粮食征购任务的难度是很大的,或者说交易成本很高。比如说,一个村庄规模大约 500 户左右,村干部要挨家挨户去收农业税费,还要收折算出来的粮食征购任务,以便其在收农业税费的时候要多收一点,以方便预购商品粮食来帮助那些无粮食缴纳的农户完成粮食征购任务①。那么,农民在交易过程中很容易会发生矛盾,"我多交钱让你代购,现在粮食市场上的交易价格是 2 角,你怎么算了我 2 角 5 分,你是不是贪污了?"其实,大家都讲不清楚,因为市场粮价不是固定不变的,每一段时间都在变化,你

---

① 因为农民抛荒土地去企业打工了,村干部需要到集贸市场购买粮食,然后再为每家每户上交征购任务,剩下的钱多退少补。

怎么知道村干部预收粮食款去购粮的时候有没有贪污？还有一些"无赖"村民就是不交，其常年在外面打工，怎么收这些"无赖"村民的农业税费和粮食征购任务？村干部怎么办？也不能老是自己贴钱，村干部只有在春节的时候试图找到欠账的村民，可是村民那个时候把门关了，或者是看到村干部就跑掉了，怎么办？于是，最早的制度创新就出现了萌芽，某个村干部把欠账农民的土地收回来，找人帮其经营，收获了粮食在完成征购任务之后，卖了再代交了农业税费以及扣除请人种田的劳务成本，然后还有剩余的利润或收益再返还给那些"无赖"村民。可是，既然这个有创造性的村干部一旦开了这个口子①，那么，其他抛荒的村民本来要交农业税费给村干部的，也开始慢慢地不再愿意交了。为什么？道理很简单，很多村民都说："我们的田也给村里，你们也一起拿去算啦，大家本来也不种了。"于是，村干部就被迫将一个本来非正式的零散的互助经营行为转化为一个针对全村所有村民的普遍性的政策行为。该政策行为是什么？即土地股份合作制度，由村委会决定把本村所有农民的土地收回来，全村农民的土地被收回来以后就创造了惊天动地的变化，即产生了类似于自愿的合作制度。在每个人承包地被收回的时候，村委会要计算每家每户的土地份额，同时结合计算人口规模。计算每户人口是为了计算农业税费的负担标准，而计算土地则是为了按照土地将来带来多少的预期收入估计每亩的分配标准。比如，当时有的村庄的核算标准为：一亩地是一股，十亩地是十股，每户家里的劳动力是算 2 股，老年人 1.5 股，小孩子 1 股，合计每家每户差不多就是 20 股左右。500 户的村庄，其总股本大约是 1 万股。

在珠三角，最早产生土地股份合作制的地方就是康有为的老家——佛山市南海县。应该说，土地股份合作制度的建立过程其实会产生很大的交易费用。在 500 户的村庄里，村干部要和每家每户的户主进行相互交易和谈判，不过，最终的交易结果是居然达成了

---

① 其请人帮村民种这个本来抛荒了的田。

接近于布坎南集体选择意义上的一致同意性质的协议。需要指出的是,当时"股本"的概念就是一个计算单位,不是股份公司的概念,可能很多村民并不以为股份可以当作产权一样分红,当时或许没有想到分红,就是把抛荒的土地收回来统一找人耕种,帮村民把农业税费交了或者说甩掉农业税费和粮食征购政治任务的包袱就算是改革成功了。可是,没有想到,村集体经济组织把收回的土地重新规划后分成了(ABCD)四个板块,第一个 A 是种植区,第二个 B 经济作物区,第三个 C 是厂房区,还有一个 D 是公用区。其经营的模式大体上是简单易行的招标方式,如把种植区域出租出去,租期就是一年、三年、七年不等,一般不会超过七年,通过招标观察谁出的租金最高就把这个土地租给谁(如果租金相同,本村人优先),毕竟村庄要追求土地经营收益最大化。最后,所有收回来的村民土地全部出租了出去,包括鱼塘和果园、经济作物等用地也都出租了出去。当然,村集体还建立了一些厂房,而厂房也出租,带来的收益是原来不可想象的,很多村民自己也没有想到。在一段时间的试验之后,村集体发现把所有的农业税费和粮食征购任务缴纳完成以后,还有很多的经济剩余。在 20 世纪 80 年代末 90 年代初的时候,比如一些 500 户左右的村庄,村里有 1 亿净收入,那个时候还不敢分配,最多分配不超过 40%,剩下 60%都是发展资金①。于是,一个亿元中的 40%对村民进行分配,分配金额为 4 000 万元,那么,一股可以分红 4 000 元。可见,如果每家每户 20 股的话,一户农民可以分红收入 8 万元②。从此,珠三角地区很多地方都开始推行土地股份合作制度了。

这个案例反映了一个很重要的交易行为,而交易行为及其背后的交易费用在一定程度上反映了制度安排的内在逻辑或动力机制。在这个情况下,就需要把资源价值配置到可以克服外部性(这个是潜在的正外部性)的,且可以节约交易费用的交易机制或制度系统

---

① 就是村子修道路,修幼儿园、养老院,孩子考上大学的学费等,当时还有再投资。

② 据说,一段时间发达地区的村庄最多户均可以分红 30 万元,最少约 4 万元。

之中。即一方面,把资源配置到最能使用或者说最能把土地资源的价值创造出来,甚至最可以承担风险的人手中,但其创造的收益不全归土地资源的使用者占有,而是村庄所有人都可以享受土地资源创造出来的收益,显然,这是一种正的外部性,不过,这种潜在的外部性是通过制度性安排把其内部化了。另一方面,土地股份合作制将分散化的土地集中起来,会降低最有经营能力或最能创造价值的经营者与大量分散的农户进行逐个谈判交易的巨大交易费用和不确定性。这种制度带来的经营收益和"市场"交易费用节约收益超出了制度创立或设立的组织内部成员之间谈判和妥协的交易费用,因此,土地股份合作制度会被以理性的或集体选择的方式产生了。

需要指出的是,土地股份合作制允许村民随时退出,这一点和人民公社制度不一样,而人民公社是剥夺农民的退出权。当然,虽然股份可以退出,但是没有村民退出,因为村民都是理性的,知道其每户单干的收益是低于土地股份合作组织集体安排下的收益,那么,谁都不愿意退出了,这一点与当初人民公社的情形非常不一样。因此,可以看出:在不同的制度安排下(人民公社制度与土地股份合作制度)资源配置效率不一样,土地股份合作制度显然获取了比历史上的公社制度更高的资源配置效率①。同时也可看出:不同的制度安排下②收入分配的平等性不一样,在土地股份合作制度下,不管是男的或女的、老的或少的、健康的或残疾的,所有村民都是清一色地同等地分享乡村经济发展的收益。土地股份合作制度附带地让效率的目标和公平的目标相对较好地结合在一起。那么,这里的问题是:土地股份合作制度是怎么有效地克服人民公社制度下"搭便车"的行为,形成了一个有效率的制度安排?又是如何克服其他地区流行的土地家庭承包制下农民收入分配分化的问题,形成了一个相对分配公平的制度安排呢?

---

① 当然,这里的两种制度可比性不高,毕竟其所处的政治经济环境或初始条件是不同的。

② 包括土地股份合作制度与其他地区流行的土地家庭承包制。

另一个案例，是崖口村的人民公社制度。浙江大学社会学所曹正汉先生研究了一个很著名的村庄，叫崖口村，人民公社制度在这个村庄今天仍然得到保留。曹正汉的博士论文就研究的是这个村庄，主要解释该村庄的人民公社制度为什么可以保留下来。因为家庭联产承包责任制或包产到户在全国扩散就是在 1982—1983 年期间达到了高峰，而 1984 年以后崖口村村民要求包产到户的压力突然不再那么紧迫了。在 1982 年和 1983 年，村里面的年轻人都要分田，但是老村支书却很厉害。有村民举报到中山市甚至广东省，地方政府也建议崖口村支持村民的诉求和分田意愿，否则，村民们意见会很大。可是，崖口村的村支书坚持不分田到户，他或许感觉到："不要瞎折腾，按照历史经验，分田单干过不了几天就又会回来了。"到 1985 年南方改革开放的时候，珠三角地区很多农村年轻人都出去打工了，剩下的都是老幼病残，于是，没有村民再找村支书分田到户了。很显然，村民们很快发现，农田分还是不分，反正大家都没有种田的兴趣了①。

应该说，崖口村基本上保留了人民公社时期的核心制度特征，即村里的粮田至今没有分田到户，仍是由生产队负责安排村里 3 000 亩水稻田的粮食生产、社员计工分和算报酬。不过，尽管保留了人民公社的核心制度安排，崖口村在市场化环境中做了很多制度创新，如 30 年来，崖口村投入了大量资金开垦了 3 万多亩土地，平均每年增加 1 000 多亩土地。并在 2002 年将其中 2 万亩围垦土地，实行了股份制，按农业人口，一次分给村民每人 5 亩 5 分，并为他们成立了一个新组织——崖口村民土地股份基金会。由这个组织统一经营、收取租金，每年分红到各股民名下。于是，没有参加集体生产、自己创业的村民，也能从村庄经济中分到一份。在 2008 年，大多数股民同意一次卖给中山市土地储备中心，1.17 万多亩土地，卖得 5.4 亿元，全村买了社保（养老保险和医保）后，每位股民还能分

---

① 这种情形和佛山南海县村民面临的难题如出一辙，非常相似。

到 14.2 万元(崖口村,2018)。

在这样的村庄体制下,崖口村的年轻人继续在外面打工,但打工几年回家一看,老年人在家里用工分赚的钱也很不错,就再也没有人搞分田到户或搞大包干了。这个案例告诉我们一个道理,即人民公社制度不是一定就会注定失败的,或者说低效率的制度就一定会灭亡和消失。这个案例改变了我们的传统观点,以往一直认为公社制度是注定会灭亡的。林毅夫的文章出来后,普遍认为农业危机是由人民公社制度造成的,制定和推行人民公社制度一定是失败的,崖口村这个独特的个案却告诉我们不一定。

以上案例讨论引发了一个直观的问题,即人民公社制度有效运行的条件是什么? 这里面提出了一个很重要的普遍性问题:政策有效运行的条件是什么? 我们对问题的提问方式可能要发生变化了。而提问方式发生变化的主要贡献是来自科斯关于真实世界的第二定理,即不同的制度安排隐含不同的资源配置模式。那么,制度具有什么样的结构特征才能在资源配置上是有效率的呢? 这需要研究这个制度的结构及其相关的组织行为,包括研究行动者怎么克服集体行动的困难,这是我们研究的落脚点。或者说,研究组织的激励机制设计及其效率特征是研究的落脚点。如果回避这个问题,就相当于回避了真实世界或真实问题,就比如那些稀里糊涂的统计和回归研究发现了变量间的相关性,却对相关性怎么产生缺乏明确的说法或有说服力的解释。这说明现在的主流实证经济学回避对真实世界的机理以及因果机制关系的解释。我觉得科斯第二定理对研究真实世界的因果解释机制有很重要的含义。

四、科斯定理在政策解释中的运用价值:
为政策科学确定参照系

(一)科斯第三定理对政策选择的含义及其局限性
一般认为,科斯第一定理与第二定理的分析完全建立在产权初始界定清晰的假设之上,而科斯第三定理放宽了这一假定,指出了产权界定的清晰程度与经济效率之间的相互关系。于是,科斯第三定理的标准表述是:通过政府来较为准确地界定初始权利,将优于私人之间通过交易来纠正权利的初始配置(约瑟夫·费尔德,2002)。

但我们放弃这样的科斯第三定理表述,原因有两点考虑。第一,认为科斯第二定理建立在产权初始界定清晰的假设之上是错误的或虚幻的,一旦进入第二定理的真实世界里,交易费用为正的话,产权的初始界定清楚的假设自然就很难成立了。第二,第三定理的上述定义希望"政府来较为准确地界定初始权利",客观上,从公共政策的研究来说就是制定制度规则或政策安排,而任何现代社会的资源初始产权都是由历史和法律体系已经做了界定,对现有的任何资源的初始权利的改变都是政策或制度的重新制定和选择。因此,我们还是坚持从作为对第二定理的一个延伸和补充的制度设计的角度来提出或表述科斯第三定理更为妥帖。

既然第二定理解释了在真实世界里,不同的制度安排资源配置效率不同,那么,如何比较和选择不同的制度安排呢? 但我觉得科斯第三定理的表述实际上已经接近于解释制度变迁的动力机制了,所以,如果将政策理解为一种制度安排的话,那么,将科斯第三定理拓展到政策科学解释的时候有一定意义了。第三定理其实是表达了多层含义,但最终可以归结为一点,即制度比较与选择的决定因素。

科斯第三定理的第一要点是被这么表达的:如果在不同制度下,交易成本是相同的或者是比较接近的,这个制度的选择就取决于制度本身的成本。

这一要点认为对不同的制度做比较的基点就是交易费用,但其比较接近,则制度的选择就取决于制度本身的运行成本。可是,制度的运行成本是指什么? 是指组织成本吗? 张五常经常说中国的计划经济的成本或国有企业的成本,似乎是一个制度成本。但制度成本的概念是模糊的,其包含还是不包含该制度运行之下,不同行动者之间打交道或交易的成本？比如说，为什么国有企业效率低，流行的观点说，组织内部员工有内耗的成本，或行动者扯皮和寻租的成本，那么，这一类交易成本是不是制度成本？按照科斯第三定理说法，这个好像又不是制度成本。撇开概念问题，这里涉及一个特别重要的议题，即组织制度的边界问题。科斯定理会推导出很重要的问题，即企业的性质是什么？企业的边界在哪？[①]在科斯的《企业的性质》这篇文章中，科斯讨论企业组织的规模或组织的边界问题（包括组织的性质问题），认为如果企业边界可以无限制地扩张，那么，一直扩张到什么程度会停下来？组织内部的管理成本要等于和接近市场的交易费用。也即：当由企业家组织生产的管理交易成本低于由市场"组织"同一生产过程的市场交易成本，企业就会出现并生存下去，市场则被企业所替代。如果企业内部管理费用大于市场交易费用，企业组织不会再运行或者说企业会被市场所替代[②]。有趣的是有的学者将科斯这个经典的论述直接定义或表述为科斯第三定理（罗鹏，2018），不过，也可以将这样的表述理解为第三定理的狭义版本，即将广义的一般的制度安排比较具体化为企业和市场这两种特殊的组织制度形式。

关于企业性质的问题，科斯之后有很多重要的研究，比如说张五常认为科斯理解的企业性质不精彩，科斯关于企业的性质是对市场的替代制度，就是说市场交易成本太高（包含风险太高），所以，产生企业的动力机制在于对市场交易的一种替代性节约制度。张五常认为这个定义不深邃，他自己做了一个论企业的合约性质的论文，他感觉合约视角的定义更聪明和更深邃。张五常把企业定义为要素的合约对产品合约的替代，企业是关于土地、劳动、资本、企业家、货币等等各种要素交易的一组合约，你要贷款和银行签合约，要雇佣员工和员工签合约，要用厂房和厂房的所有者签合约，这一系

---

① 当然，2016年度诺贝尔经济学奖得主是哈佛大学的奥利弗·哈特和麻省理工学院的本格特·霍斯特罗姆，以表彰两位学者对契约理论或者说不完全合约理论研究的贡献，也是从科斯第三定理的问题讨论展开的。

② 因为很多业务会外包给市场，只要在市场采购，没有必要在组织里面运行，组织扩张会停止下来。

列的要素合约是对产品市场交易合约的替代。由此,研究的重心再次发生转移,即对要素合约缔约的结构性因素进行分析,包括成本、风险分担以及不确定性下激励设计。这一研究视角将直接导向信息、激励和不完全合约理论的出现。

如除了第一点(制度创设的取决因素)之外,第二点,对这种制度不同的设计和实施方式及方法有着不同的成本,则这种成本也应该考虑。这要考虑制度的设计和实施的成本,一个制度运行的有效性,需要考虑制度设计和实施的成本,这显然就是要考虑制度的有效性。这句话讲起来也是很拗口,这个实施成本和设计成本是不是属于交易成本? 在我们后面讲的政策制定过程中,不同利益集团的妥协、谈判,不同方案的谈判都是政策制定的一个选择的成本,政策选择过程中怎么能够选择最优的政策,什么样的政策是最优的政策? 这个问题很复杂了。

当然,科斯第三定理最多还只是为制度的设立或变迁提供了一个必要条件。有意思的是,科斯第三定理流行的表述也涉及了制度或政策不必要或不可行的情形,如"第三点,如果设计和实施某项制度所花费的成本比实施该制度所获得的收益还大,则这项制度没有必要建立;第四点,即便现存的制度不合理,然而,如果建立一项新制度的成本无穷大,或新制度的建立所带来的收益小于其成本,则一项制度的变革是没有必要的"。

但是,即使存在潜在的经济收益或交易费用节约的好处,或者说即使制度创新存在成本—收益比较意义上的必要性,但一个新制度(如人民公社制度、农村家庭联产承包责任制和土地股份合作制度)能否真正诞生,还需要更多的供给边的因素作用或充分条件作为支持才行。不过,这一点似乎预示了诺斯关于西方世界兴起的私有产权制度形成以及随后出现的诱致性制度变迁理论的出现,但这已经涉及制度变迁的政治经济学或公共选择的理论视角了。当然,科斯第三定理由于陷入交易费用的概念混乱而缺乏洞察力,其最大的困难就是交易成本和制度成本没有区分开来。我自己感觉制度成本和交易成本区分是很困难的,这导致了第三定理的价值被弱化了。

（二）科斯第一定理或无关性定理为政策科学确定了参照系

关于科斯定理在政策解释中的意义,除了以上讨论的第三定理对政策选择和变迁的解释具有很重要的启示性之外,科斯定理在政策解释中还有哪些重要的价值和运用呢? 既然科斯第一定理的精神内核或关键的价值是建立了一个理想型或者参照系,那么,如果把科斯定理的价值从第二个部分的新制度主义的基础意义转换到对政策科学解释的世界中去了,或者说在政策科学中,科斯定理还可以发挥什么样的价值呢? 对于政策科学而言,政策过程理论是其最为基础和主要的理论知识体系,其包括拉斯韦尔对政策阶段或过程的经典划分,即政策的议程设置、政策的决策、政策制定、政策实施、政策的评估以及政策的动态变迁等。显然,类似于阿罗—德布鲁定理在新古典经济学中的参照系或基石作用,科斯第一定理不仅可以为新制度经济学提供参照系或基础性作用,而且也可以通过无关性定理的改造为政策过程理论提供类似的参照系或基石的功能,即构建完美政策过程的理论假说。

比如,对于政策过程理论而言,其完美性假说构建会面临了一个什么问题? 或者说如何构建完美政策过程假说呢? 科斯无关性定理就是在交易费用、信息等很多假设的条件下,我们可以选择一个政策,它能够实现这个政策的理性或者最大化的资源配置效率,或者叠加在政策之上其他的目标,各种目标都可以实现妥协的一种最优的政策方案。当然,这个最优方案必须和假设条件相符。如果不能相符,所有的政策都不是最优的,不管是在何种国家以及任何政治体制下,这个政策都不是最优的。

最近几年,在我发表的文章中先后构建了 5 个关于公共政策过程的科斯无关性定理,如表 1 所示,但这里没有时间展开介绍了。简单说,就是政策价值目标合法性(政策合法性)的科斯无关性定理发表在《探索与学习》上;政策制定的科斯无关性定理,即《民主的条件和局限》发在《新政治经济学评论》上;完美政策实施的文章发表在中山大学的《公共政策评论》上;还有"完美政策模拟、实验与评估"方面的文章,发表在《复旦发展与政策评论》上。应该说,只有当

表 1 所列举的五个科斯无关性假设都同时满足的话,则政策过程的完美性假设才能整体性地满足,也正是从这一意义上说,科斯的无关性定理为拉斯韦尔式的经典政策过程理论提供了一个理想型或分析的参照系。限于时间或篇幅,我们以下仅仅以政策制定和政策实施两个关键的环节的完美性假设为例,稍稍展开一下,其他环节就不再赘述。

表 1　完美政策过程的科斯定理

过程—阶段范式	无关性条件	科斯定理式判断
理性决策模型:民主决策的科斯定理式理想命题(赵德余,2009)	如果决策规则是明确无异议的,个人的认知能力和信息是完备的,且个人偏好的表达也是真实的以及民主运作成本是可以忽略不计的,且并无合谋与策略性行为。	那么可以认为这样的民主决策是十分完美的,其结果必定是正义的且有效率的。
政策合法化完美假设(卢梭—科斯定理:规范的无关性理想命题)(赵德余,2010)	当社会交易费用为零,且社会的自愿契约及谈判总能够达成社会公意,即民主可以被定义为社会公意(人民民主),或执政党能够反映或代表社会最广大公众的利益诉求以实现社会总福利最大化时。	公共政策的合法性是不重要的。
政策完美实施模型(赵德余,2016)	如果政策行动者具有完全的理性、无机会主义动机且信息是完全对称的,交易成本为零。	则初始的政策界定与实施,即政策过程不同环节以及不同行动者之间的权力、资源与信息等初始契约关系的界定就是不重要的。
政策模拟的完美性假设(赵德余,2015)	如果人是完全理性的、有关政策模拟系统所有指标变量的信息或知识是完全的,且外部环境的不确定性是可控的。	则政策模拟的因果逻辑结构及其模拟的结果就是可靠和可信的。
完美政策评估模型	如评估者是完全理性,评估过程是独立的,有关评估所需信息是完全的,且评估政策的目标是清晰和可测量的。	则政策评估过程及其结果就是可靠的和可信的。

注:表中的第二个科斯定理,即政策合法化的完美假设即卢梭—科斯定理原文出自赵德余(2010)。

其中,比如说在整个政策过程是完美的假说中,政策制定是一个非常重要的环节,即政策决策的政治系统实际上是要生产什么东西或政策产品(假如政策可以被比喻成一种"产出")。与制度主义和新古典经济学类似的,政策过程或政治系统的产品是什么? 要生产或供给作为公共物品的一个政策产品,其选择的机制就是一个公共选择的过程。公共选择要生产出这个产品,那么,有供给侧和需求侧,而供给侧就是利益集团和党派等各种因素交互作用或政策的决策共同体制定出这个政策。不过,其政策的生产函数和需求函数是不是像新古典经济学对直接的民意进行响应? 是不是可以生产出符合质量标准或民众认可的政策产品? 这对于科斯定理来说,如果公共选择的谈判机制是有效的,或交易费用为零,而交易费用为零可以生产另外一个就是完美性假设条件:信息是完全的,且与人的理性足够高以及环境的不确定性比较低等其他各种的假设都满足,于是,这就构成了无关性定理的前提部分。所有的完美性假设都满足了,科斯无关性定理确保了政策决策过程是完美的,这显然是理想的政策生产系统。

那么,以此类推,"生产"出来的政策能不能有效完美实施呢? 于是,这就涉及政策实施研究①,也就是说,公共政策怎么有效地实施? 有效实施的条件是什么? 把所有的假说条件(如评估者是完全理性,评估过程是独立的,有关评估所需信息是完全的,且评估政策的目标是清晰和可测量的)列举出来就构造了无关性的假设系统,如果这些条件得到满足,政策就可以完美有效地被实施,也可以实现目标,这就是科斯完美世界从经济系统到政策系统的另外一种转换。因为所有的行动者在政策实施中进行谈判和妥协,利益受益者补偿利益受损者,大家都遵守这个规则,这就形成了南方土地股份合作制以及崖口村的情形,这些特殊的制度在特殊的市场环境中允

① 这是很大的研究领域,中国政策科学在此方面做得太少了,国际上公共政策实施研究已经历了第一代、第二代和第三代等,产生了大量的公共实施的研究文献。当然,我也带领学生翻译了一批文献。

许不同的行动者进行交易和谈判，从而在一系列的条件作用下促使了这些制度在特定的时期和环境中会爆发出生命力。而毛泽东期望的那种人民公社理想没有"普遍性"实现，却在市场环境中或在珠三角崖口村这个地方不经意中"局部性"地实现了。其实现的机制是什么？即谈判机制，其基本满足了科斯第一定理理想性假设的基本条件，或者是逼近了这个条件。当现实和理想相差很大，政策的设计和实施者如果可以利用科斯定理的启示创造谈判和交易机制，让它引导到按照政策目标的方向去运行，那么，有可能实现比较好的一种效率。但是，这种机制的设计或识别是需要我们做很多工作的，需要在一个一个具体的案例当中去研究。

捎带提及一下，和科斯以及之后制度主义领域的诺贝尔经济学获得者相类似，大多数政策过程研究都是以案例研究和理论研究或者两者高度结合的，如诺斯、威廉姆森以及奥斯托罗姆（Elinor Ostrom）等等，大部分制度主义研究除了理论发掘之外多数是以案例研究为主的。因为政策或制度的一个个案例，不容易整理成标准的数据库进行标准化的回归分析，例如奥斯托罗姆做的地下管道、市政工程和灌溉系统的大量个案研究，经常是手工对资料做标识或标号，做各种各样的访谈资料的整理，不像史老师做的所有抽样调查数据可以处理得比较干净清晰的。案例研究的标准化是政策研究中比较困难的一件事情。

五、科斯定理的缺点或局限性

最后，简单交代一下科斯定理可能的滥用和泛化问题。必须承认，我是对科斯定理进行泛化和滥用的人之一。我讨论的空间已经游离出了新古典经济学之外，而标准是斯蒂格勒在新古典经济学范畴里面的话语是不会滥用的，即在外部性的语境中的讨论是最标准的科斯定理。即能不能克服外部性？把社会成本收益、个人的成本收益尽量地收敛，压缩到比较一致的情况下，市场就有效了。

　　将科斯定理运用到政策解释的世界里必然走得有点远了,这的确是对科斯定理的滥用。我承认这一点,但滥用的根本性,有一点原动力来自我对科斯定理核心精神①的一种信念和坚持。我相信科斯定理的"形"(无关性的表述逻辑)和"神"(建立理想型和参照系)在政策过程理论乃至政策科学体系的构建上是有价值的。当然,在跨学科研究的应用分析上走得太远了,对于你们,作为经济学的学生,我不建议你们急于这样去操作,除非你们对公共政策感兴趣,不感兴趣不建议走得那么远。其实,科斯第一定理的灵魂是构建了参照系和理想型,这和牛顿定律对于经典力学的意义是类似的。真实世界中没有那么简单,牛顿定理用公式 $F=Ma$ 就可以构造一个理想的物理世界了,但是在真实世界中有摩擦力等等各种样的作用力,科斯定理给了我们一个干净的世界,就类似于牛顿构造了一个没有摩擦力的世界,这显然是第一位的价值。

　　当然,另外一个促使我将科斯定理运用到政策解释的原因是其有助于构建策略型,或者是交易或合作的发生机制。这是科斯第二定理的价值,即如果不是理想型呢? 行动者之间的交易包括集体行动,或者相互勾结和阴谋,这些都是构成政策决策、实施以及资源配置的关键影响因素。观察当今世界正在发生的贸易战,中美谈判的讹诈策略、各国对伊朗的政策等等,所有的公共政策从制定和实施都充满了尔虞我诈。今天的关系和战国时代诸侯国之间的合纵连横的关系完全一样,比如联盟成功得很快,过段时间又马上分道扬镳。在秦国远交近攻政策之下,齐国还幻想等秦国把其他五国灭了和其分享合作的好处,可是,没有想到其他五国被灭之后秦国很快就灭齐了,没有一点信用和合约精神可言。在很多领域,公共政策过程中充满了欺诈、短暂的合作策略和博弈的逻辑。这也是科斯定理给我们预示的,可以说,科斯第一定理给我们描述了一个美好的理想世界,而科斯第二定理则也给我们预示了一个真实充满欺诈或

------

① 建立理想型、参照性和无关性的表述逻辑。

策略性的存在交易费用的世界，显然，这两个世界对政策科学研究而言都很重要。

接下来，我们介绍下科斯定理自身的缺点，它的缺点是什么呢？

首先，交易费用这个概念是模糊的。按照科斯定理说的，如果交易费用比较低的话，像 500 个人的村庄形成股份合作制，其交易费用在今天来看很高，而当初这些交易费用都被克服了。可见，交易费用的高和低是相对的，什么情况算高？而什么情况是低的？像有一些村几十个人放弃单干而自愿选择包田到户，他们为该集体行动谈判和达成行动的交易费用高吗？交易费用高低的判断标准是什么？交易费用决定了制度的生成和选择，对于制度变迁和政策研究而言是非常重要的变量，却不能像新古典经济学生产理论中的生产费用那样技术性的且可以计量的。比如说劳动力的成本、资本的成本和技术的成本都是可以测量的。但是，交易费用可以测量出来吗？在公社体制之下的交易费用高，农民土地私有体制下的交易费用高，还是家庭承包责任制下交易费用高，甚至还是土地股份合作制下交易费用高？这几种不同的农业经营组织制度模式中哪一个交易费用最高？怎么测量？可见，概念及其测量的模糊性导致了我们的故事讲得很精彩，可研究起来却很吃力。

第二个缺点是关于交易的自愿性问题。这在科斯定理当中非常重要，要求不同的行动者可以谈判或退出。但是，事实上很多制度或政策下有关行动者的交易自愿性不足，在征地政策下，农业土地在不同用途或性质转换上的交易选择或条件问题上，没有给农民太多的选择空间。在人民公社创立初期，开始有自愿加入的条件，后面就没有自愿了。在自愿性不满足的条件下，不同行动者之间的交易就不好谈判。比如现在乡村振兴中很多村庄的整体搬迁，包括精准扶贫，很多扶贫政策实施的时候让扶贫对象、扶贫者和扶贫干部在一起设计一个自愿谈判的机制，按照科斯定理来说，研究不同扶贫模式的有效性，这是很好的研究设计。但是，自愿性是谁给你的呢？贫困户有多大的空间呢？就给你 6 000 元但不是现金，而是购买一些鸡鸭苗来养,养了以后贫困户发现成本和销售收入都是6 000元,补贴了5—6千元,扣除了补贴就一分钱没有赚,贫困户肯定认为不如把扶贫款直接给他,但这不符合扶贫政策的原则要求。

显然,对于扶贫者或政策实施者而言,其希望扶贫政策的效应可以通过养鸡养鸭或某种产业模式放大,至少要优于直接给现金的扶贫模式的效果,可是,由于基于贫困户的自愿性权利,其可能会在各个行动者谈判过程中对于产业模式的参与激励不足或信心缺乏,谈判很难达成某种理想的合作机制,于是,贫困户对扶贫产业模式就缺乏参与自愿性或参与谈判的权利①,当然,问题是政策实施者或扶贫者不知道如何保障参与者的自愿性。此外,比如说集体行动的困境,很多人简单化地采取"跟从"策略,关于土地股份合作制,20世纪90年代初,很多村民看到别的村民都同意交回承包地,于是也把土地交给村集体,这种情况下的确是降低了集体行动的交易费用。村民普遍性地"搭便车"在当时的特殊环境下可能变成了好事,村干部只要与几个"挑头"的村民谈判一下,其他的村民都好谈了。当然,更多的情况下"搭便车"对政策倡导而言是消极作用的。

第三个缺点是关于公平性问题。如果解决初始的权利配置在不同的人手里,给不同人不同的初始权利,那么,公平性是完全不一样的。比如说,在将来第三轮土地承包的时候,就面临高度的不公平性难题。是现在已经进行第二轮承包的农民,不管其户口是否已经迁出都有资格,还能继续参加第三轮土地承包,还是户口放在村里的村民才具备第三轮土地承包资格? 这个问题不处理好会造成巨大的社会动荡,无论哪种情形都会造成很大的不公平问题。凭什么我户口到城里就说我不可以继续参加第三轮土地承包了? 但如果说,所有参加第二轮承包的农民第三轮都可以继续承包本村土地,那么,按照《宪法》来说这也不公平,农民可以起诉。按照《宪法》说,中华人民共和国土地是村民集体所有,谁是本村村民? 传统的

---

① 即直接被"指定"或"被迫"接受某种扶贫产业经营模式。

惯例是户口必须在本村庄这个地方,户口在这里就获得了一个村庄成员的资格,如果不是这个村庄的成员又凭什么有第三轮土地承包的权利呢?比如,某村庄有 500 亩地,目前只有 100 人有户口,那么,每个人分的土地承包份额是 5 亩地。如果 500 亩地是按照第二轮土地承包的户数计算,就是 500 人承包①,每个人的土地承包份额就是 1 亩地,显然,后者的承包份额少了很多。那么,第三轮土地承包政策的公平性怎么确定?关于这个问题,我专门有一篇很长的论文来讨论,从正义论、契约论和功利主义等各种价值理论分析权利配置给谁或土地承包权如何配置是最有价值的或最有正义性,这显然不是经济学可解释的问题,我们不仅要知道政策选择的道德基础或价值基础是什么,还要知道政策的系统结构是什么。我刚出的一本新书《政策系统动力学》,就是讨论政策系统内部结构是怎么运行的。

当然,科斯定理还有很多其他的局限性,考虑到时间问题就不再说了。

我就简单地介绍这几点,谢谢大家!

六、对 话 与 讨 论

史清华:现在来到提问环节,请同学们提问。

同学提问:在科斯第一定理中,产权问题也不是说得很清晰的,他好像没有说清楚。

赵德余:很多经济学家批评他的时候,就说他在第一定理表述的时候是并列的,是矛盾的。他表述如果产权是界定清楚的,交易成本是比较低的,那么权利的初始配置就是不重要的,并且资源配置是有效的,这个是他完整的表述。

在这之前,条件有两个,是并列的,就是产权是清晰的,交易费

---

① 考虑死亡和其他原因应该略少一些。

用是比较低的。但这是矛盾的，只要交易费用存在，产权不可能完全界定清晰，产权是所有行动者关于要素资源的权利关系，这个界定要受法律的约束和限制，这个要有修正和调整，只是相对清楚，也永远是一个相对的概念。后来也有人在表述科斯定理时，把这个"产权界定清楚"的话去掉了，不说产权界定清楚，就说如果交易费用为零，那么产权初始安排不重要，且效率有保障。在真实世界中，权利和规则不可能完全清晰界定。

同学提问：产权有几个部分，分所有权、使用权和分配权等等，你说产权清楚界定，把这些所有权都界定清楚才可以吗，还是针对某几个权利？比如说所有权，人民公社和如今的集体经济组织的所有权都是集体所有，但是使用权不一样。你认为这几个权利哪一个比较重要？哪一个要界定清楚？

赵德余：在土地这个地方有一个相对初始的所有权，人们一开始讨论外部性的时候，很多人认为科斯讲的产权是所有权的概念，但到后来的制度主义文献，因为研究涉及的范围很广泛，已经不容易把产权仅仅理解为一个所有权的概念。科斯早期讨论的产权经常是和财产权联系在一起的，人们更愿意理解为一种所有权。因为所有权清楚了以后，财产或土地的其他权利更多的就是不同的衍生权利的制度安排或制度的结构问题了。对任何一个产权来说，其包含的范围都很广，例如土地的三权分置关注所有权、承包权和使用权，但实际上还有收益权、控制权以及剩余索取权等等，围绕土地的权利内容其实很多。

什么样叫做产权清楚？我们知道企业所有权永远没有清楚的时候，剩余的部分永远不清楚，没有办法完全清楚，所以，我们讲产权界定清楚的概念时，类似于讨论公共政策的规则界定清楚的一样，实际上更多的是希望产权或制度规则规定的是什么或者说涉及交易的多维度的哪些方面。这样的话，所谓的产权清楚就是一个理想或非常理想的情况。

至于你说的规则权利涉及什么范围,取决于研究的范围,如果仅仅是指交易的话,比如说牛踩了农民的稻草,像是个司法案例,那么,权利更多就是比较清晰或狭隘的所有权或者是更加明晰的产权会比较容易细化或确定。但是,如果讲公共政策视角下的土地承包政策,或土地制度,这个权利是复杂的结构,不是一个简单的所有权问题,这个复杂的结构是什么? 我觉得你在定义的时候最好能够把它收缩到越小越好,如果对整个土地的三权分置制度进行研究,在比较的时候可比的地方就太大了。像张五常讨论的三种合约(分成、工资和租赁),这个比较清楚,制度安排就会比较清楚。最好是归到初始安排,往前推,但推到什么程度我也不知道,所有权是重要的,但是,很多时候不涉及财产权各种公共政策(如食品安全)也有规则问题(是农民拥有使用农药的权利还是消费者拥有食品安全的权利,各自享有的权利的限度是和相关法律政策的规则约定有关),涉及最早的原规则的问题,这个有一点点模糊。

史清华:现在土地制度产权很模糊,这为尔虞我诈提供了很多的基础。怎么运用科斯定理来理解这部分?

赵德余:以上两个问题是高度相关的,现在土地制度很多方面是模糊的。像新农村改造中的宅基地问题,划了一个范围以后,当地政府马上可以把整个村庄搬迁,而村庄搬走是强制性占有农民对宅基地的承包权,相当于我们土地被征用的承包权。过去,征用的时候说得很简单,就说为了公共利益就可以征用,而公共利益非常模糊①,也是非常尴尬的。后来在《土地管理法修正案》时,大家提出建议:要采用列举法。《土地管理法》应该明确地列举出来,符合公共利益才可以征地,而公共利益要明确列举出来,列举之外一律定义为非公共利益。但这就意味着不可以随意征地。一旦这个权

---

① 建道路是公共利益,建学校是公共利益,建水利是公共利益,建设一个工业园区也是公共利益。

利界定得越清楚,农民在宅基地和承包地被征用时,其可以谈判的空间和依据就越强,其权利的强度越高。那么,初始的权利在农民手里,还是政府手里,这个就不重要(这是科斯定理讲的),但是,规则一定要界定明白。"产权的初始界定是清晰的"是这个意思,产权初始是控制在哪个手里,要讲明白,不能模糊。模糊性对科斯定理的使用或交易机制运用制造了障碍,无法运用条款阻止其对村庄整体搬迁或征地行为。如果有这个条款,农民可以对抗或启动谈判机制,科斯预设的解决方案就可以运作了。你说什么是明晰,什么是不明晰? 这是因情形而论,在土地问题上是这样,而在矿产资源、食品安全、保险、水环境治理等等方面都有原规则的问题,这涉及最重要的权利是什么权利,这个权利如何确定,没有办法统一来定,科斯定理往其他公共政策运用的时候范围会拓展,我们就搞不清楚原来初始的权利是什么含义了。

史清华:首先要感谢赵德余教授给我们做了这么精彩的讲座。我工作了这么多年,听过很多讲座,这个讲座非常精彩,这种讲座听得让你忘记了瞌睡。其次他把经济史讲了出来,这个经济史是非常有趣的。我们学生如果想研究的话,套用一个科斯定理用自己的模型就可以做论文了,这样的讲座很吸引人。

我们就是要各种各样的教授带给我们不同类型的讲座。曾几何时,我上课时都是这个样子,教授站在讲台上给我们讲,给我们在黑板上写,那时他们没有 PPT,我们上课就是听,就是在做笔记,我家里的笔记本有好几箱子。这个做笔记的过程,就是一个学习的过程。所以有的时候我们需要一些思考。赵德余教授讲的这个是不是经济学? 说是也不是,说不是也是,这是一个万变不离其宗的讲座。他讲的这些问题,我感觉很有趣,他用很清晰的简洁的话将深奥的道理讲了出来。

再次感谢赵德余教授,今天的讲座到此结束,谢谢各位。

2020年首届"余村经验"研讨会会议纪要

周新宏　周　婷

2020年8月5日、6日，首届"余村经验"研讨会在安吉县顺利召开。此次会议由安吉"余村经验"研究促进会、复旦大学中国乡村发展研究中心、复旦大学社会发展与公共政策学院、安吉县法学会主办。

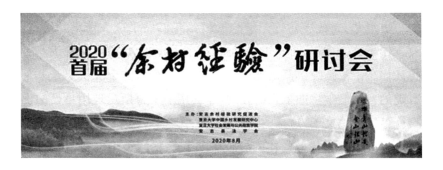

8月5日下午，复旦大学特邀教授、安吉县交流发言专家、安吉"余村经验"研究促进会副会长及相关人员赴孝源街道社会矛盾纠纷调处化解中心、刘家塘村师说馆进行实地考察。8月6日上午举行研讨会，会议由复旦大学中国乡村发展研究中心副主任周新宏博士主持，复旦大学社会发展与公共政策学院张乐天教授、朱勤教授、赵德余教授，安吉县司法局党委书记王峰，安吉县委党校副校长楼成五位专家分别作主题发言，之后是交流讨论环节，最后安吉县政协党组书记、政协主席、安吉"余村经验"研究促进会会长赵德清作

总结讲话。

张乐天教授作"乡村治理与新型农民的塑造"发言,从传承文化基因、养育时代新人、共创美好生活三个方面讲述了对"余村经验"的理解。文化基因中包含着人与自然的关系和人与人的关系,"余村经验"中很重要的一部分,正是传承和发展了文化基因。几千年来,我们的祖祖辈辈长期保持着人与自然的和谐共处,这是中华文明非常重要的文化基因所在。人与自然的关系关键是人,安吉县能够处理好人与自然的关系,这其中包含着观念、机制和文化等方面的智慧。人与人的关系的特点,可以用"情"这个词来描述。"情"是中国文化里面非常核心的概念,在法制的同时,包含着人情、爱、美美与共,这点在安吉县的乡村治理中也有体现。文化基因最重要的存在方式是"人的实践",理解"人的转型"对理解中国社会的转型和发展及其重要,"余村经验"是将传统农民变为现代人的一场启蒙实践,其将成为理解中国道路和中国经验的重要组成部分。张乐天教授提炼了"余村经验"养育时代新人的五个方面,即帮带育人、产业育人、民主参与育人、道德育人、树立自觉的法律观念和法律意识。最后,张教授指出共创美好生活离不开安吉县政府、干部、民众的共同努力,也期待着"余村经验"引领下的美丽安吉不失简单且更加让人心旷神怡。

王峰书记作"推进法治乡村建设,提高乡村治理能力和治理体系现代化水平"讲话,介绍了安吉法制乡村建设实践情况和余村民主法制建设的探索,以及对法制乡村建设实践的体会。法制乡村建设使村民参与乡村治理更充分、村级各项治理制度化、乡村社会环境优化,有助提升乡村治理活力、稳固乡村治理基础、促进乡村全面发展。王峰书记提出通过完善治理规范、明晰治理主体权责、构建科学的体制机制、培育乡村法治文化来加强安吉法治乡村建设。

朱勤教授作"乡村治理的系统动力学解析"发言,运用系统动力学理论生动地解析和呈现了安吉乡村治理经验。通过变量、回路、外生变量、关键变量,建立对农民满意度、农民幸福感、农民收入、乡风文明、村容村貌、乡村社会安全稳定等模型分析,这些模型可应用于集体经济发展和基层矛盾纠纷调处等乡村治理的各个方面。研究表明,集体事务的公共参与程度对乡村治理至为关键,它关系到农民的幸福感以及对核心价值的认同度,乡村治理与乡村经济是协同发展的,不能割裂开。最后,朱勤教授回顾了复旦大学与安吉县的缘分,从 2008 年安吉启动"中国美丽乡村建设"到 2009 年成立"复旦大学中国乡村发展研究中心"再到后续的各项实地研究和学术交流,复旦大学师生不断参与到安吉县的乡村发展和治理中来,见证了安吉"中国美丽乡村建设"的飞速发展。希望继续搭建和完善"政产学研"平台,共同促进安吉美丽乡村的建设和发展。

楼成校长作"从全域建设到全域治理——对城乡融合治理的思考"的讲话。他认为,城乡融合治理是实现乡村振兴、"两山"理论深度转化、建设"大花园"、迈向现代治理、适应未来经济格局的需要,破除资源充分有效配置和利用的问题是摆在面前的最大难题。针对上述问题,他提出三点建议:制度层面,充分利用"两山"综合试验区的优势争取特殊政策,在城乡融合上大力破题;政府层面,推动政府转型,从"发展型政府"向"监管型"政府转变;治理层面,全面推广实施"余村经验"之"五个所有"的做法,让"余村经验"遍地开花。

赵德余教授作"乡村治理的余村经验:资产转换的视角"发言。他提出,任何成功的治理模式都要能回答"资源如何转换成资产""资源转换成资产的持久动力是什么""资产如何分配"这三个问题。"两山"理论模式里,技术的进步和制度的创新为转换提供了持久动力,将土地、水资源、环境等转换成资产,乡村旅游、农家乐、民宿以及村集体经济组织等发展所带来的经济收入和分红收益,均有助于提升农民福利水平的获得感。"两山"理论解决了动力机制问题,很好地回应这三个问题。"余村经验"和"两山"理念一脉相承,它有着宽广和丰富的视野,乡村治理中的信息、关系、组织、专业知识、学习能力、信任等无形资源转换和创造出无形的资产和价值,与有形的资产相互补充、融合,在发展中治理,在治理中促进发展。

之后,是交流讨论环节,五位发言专家回答了现场参会人员的提问并进行热烈的讨论,将现场的氛围推至高潮。

最后,赵德清会长作总结讲话。他提出,"两山"理念既是发展理念,也是治理理念,要处理好人与自然、人与人、人与经济发展的三个和谐关系。"余村经验"具有广泛而深刻的社会影响和社会意义,我们要在领会其基本价值的前提下,不断探索、实践、推广。他要求,要以研讨会为新起点,进一步加强校地合作,利用高校智库契机,将"余村经验"的研究、推广和总结做到更完善、更深刻。

大会系统地深刻地讨论了"余村经验"的研究、探索与实践,发言专家从各专业角度阐述了对"余村经验"的思考和建议,为推进乡村治理、实现新时代"两山"试验区和中国最美县域建设发挥了积极作用。

Abstracts and Key Words

Social Work Model Intervention in the Mental Health Service For Community "Key Population"

Fu Yao, Zheng Hong, Zhao Deyu, Shen Ke

Abstract: Based on system dynamics perspective, this study modeled and analyzed the individual service cases of the "key population" and social worker free consultation clinic in the MX social worker station in Shanghai's District C. The study systematically described social work participation in the mental health service system, as well as refines the roles and working mode of social workers. Therefore, from the perspective of social work intervention, it is necessary to try to systematically sort out mental health services to supplement this part of the research gap.

Key words: Mental Health Service; Social Work; Key Population; System Dynamics

Mechanism Analysis and Coping Strategies of Public Security Emergencies
—A Case Study of Brucellosis in Lanzhou

Li Hui, Teng Wuxiao

Abstract: With the rapid development of China's economy and society, public security emergencies are also inevitable. It caused serious casualties and property losses. It is one of the core contents of social governance to effectively prevent and resolve major risks and enhance people's sense of security. The occurrence and evolution of public security emergencies has its inevitability and inherent rules. Based on the "4L-5S" mechanism analysis model, this paper explained the internal logic of Lanzhou brucellosis event. Based on the analysis of the mechanism of the breeding, occurrence, evolution, decline and termination process of specific cases, this paper explores the coping strategies of the same type of emergencies. It provides a method reference for improving the ability of emergency management and ensuring public safety.

Key words: Emergency Events; Mechanism Analysis; Coping Strategies; Brucellosis Infection

Determinants of unhealthy dietary behavior among college students in Eastern China —A Piece of Evidence from Hangzhou

Huang Hongxin, Sun Yanxiang

Abstract: To provide a basis on how to promote nutrition education and create a health-supportive environment for youth, we investigated the current situation of unhealthy dietary behaviors and the influential level of multiple factors of college students in Eastern China. We selected undergraduate students in Hangzhou as our research objects, and we adopted questionnaires, chi-square analysis and multiple regression analysis to discuss the overall level and the degree of determinants among their unhealthy dietary behavior. The result showed that a total of 360 questionnaires were distributed in this survey, and 349 valid questionnaires were returned, with an effective response rate of 96.9%. The report shows, 80.0% of the students have unhealthy eating behaviors, of which 93.0% intake healthy food insufficiently, 71.3% intake of unhealthy food excessively, the report rate of poor eating pattern is 94.0%, and 76.8% have bad eating habits. The occurrence of unhealthy eating behaviors of college students is related to numerous factors especially grades, body cognition, health awareness of peers and screen usage time; among them, lower grades and dissatisfaction with weight are protective factors for unhealthy dietary behaviors among college students (OR<0.9); while longer screen usage time and weaker health awareness of peers are risk factors for unhealthy dietary behaviors in college students (OR> 1.3). It occurs frequently that college students in Eastern China have unhealthy dietary behaviors. This phenomenon is affected by a combination of multiple personal and environmental factors which suggest that creating a healthy and supportive environment can not only have a great effect on cultivating good eating habits, but also restrict, to a certain extent, the arbitrary way they eat.

Key words: College Students; Dietary Behavior; Determinants; Health Promoting

An Empirical Study on the Effectiveness of Mandatory Traceability Policy of Infant Formula Milk Powder

Wang Wei, Liu Yutong, Duan Yingying

Abstract: In May 2014, China began to implement a mandatory traceability policy for infant formula milk powder. In order to verify the effect of the mandatory traceability policy, based on the analysis of the mechanism of the mandatory traceability policy, this paper empirically analyzes the changes in the quality and safety level of infant formula milk powder, production technology, industrial concentration, consumer trust level, and international trade. And using the system dynamics model to dynamically simulate the effect of the mandatory traceability policy of infant formula milk powder. Studies have shown that the implementation of the mandatory traceability policy has effectively improved the quality and safety of China's infant formula milk powder and consumers' trust in domestic infant formula milk powder; it has promoted the increase in the concentration of China's infant formula milk powder industry; However, due to the difficulty and cost of traceability technology, some formula companies have forced adverse selection and abandon the wet process with better quality and safety; and it has not effectively alleviated the trade deficit of infant formula milk powder in China; The system dynamics model proves that the compulsory traceability policy of formula milk powder has obvious effects. The main effects are the quality and safety of milk powder has improved, the industry concentration has increased, and consumers have increased their preference for domestic milk powder.

Key words: Infant Formula; Mandatory Traceability Policy; Policy Effect; Industrial Concentration

The Population Dynamic of China and the Governance of its Population Aging

Hu Zhan Peng Xizhe Zhang Zhen

Abstract: It is undoubtedly necessary for the state to

introduce a series of policies and measures to cope with the short-term realistic pressure of caring for the elderly. However, considering that the aging of the population has become the norm in our society, it is necessary not only to focus on emergency strategies within 5—10 years, but also to pave the way for medium and long-term development strategies. In connection with the current reality, the study proposed that the reconsideration of the goal orientation of population governance must be based on the characteristics of the new era, and discussed several policy themes that cannot be avoided in the recent strategic deployment.

Key words: Population Development; Aging Society; Holistic Governance; Policy Selection

The Analysis of the Changes of Rural Household Labor Employment in Zhejiang Province from 2003 to 2018

Gao Jingjing Shi Qinghua

Abstract: Based on the household level data from National Rural Fixed Observation Points across China, this paper investigates the change process and trend of household labor employment in Zhejiang Province from 2003 to 2018. It is found that since 2003, the employment allocation of rural labor in Zhejiang has changed greatly. Firstly, the trend of non-agricultural employment of rural labor is constantly strengthened. Only as they grow older do many older workers return to do the agricultural work again. Therefore, the characteristics of aging and low educational level of the labor force engaged in household agricultural production and management are increasingly obvious. Secondly, the burden on family of rural household labor is also increasing with the strengthening of the aging trend. Thirdly, although the education level of rural household labor in Zhejiang has improved in the past 16 years, it is still relatively low. Meanwhile, there is still a certain phenomenon of "son preference". The problem of education imbalance between genders and regions still exists. Besides basic education, the coverage of vocational education is also very narrow, especially the proportion of young labor participating in the vocational education or training is decreasing. In addition, the non-agricultural employment of rural household labor in Zhejiang Province has shown a certain characteristic of "leaving the farmland without leaving the hometown".

Key words: Labor Mobility; Non-agricultural Employment; Vocational Education

Improving Coordination: A New Way to Solve the Burden of Grassroots Cadres

Zhang Bin, Xiong Wansheng

Abstract: The central government attaches great importance to the burden of grassroots cadres, and grassroots cadres have their own strategies to deal with the problem, and the burden reduction of grassroots cadres has achieved results. However, the burden of grassroots cadres still exists. To further solve the problem of the burden, we need to re-examine it. At present, there are three mainstream perspectives: fuzzy division of labor theory, formalism bureaucracy theory and system theory, which are based on the understanding of grassroots cadres burden problem and put forward corresponding measures to reduce the burden. Based on the transaction cost theory, this paper puts forward the perspective of coordination failure, and emphasizes that coordination failure caused by high coordination cost among grass-roots organizations is an important mechanism to cause grassroots cadres burden. Coordination failure is mainly reflected in the lack of coordination resources and coordination mechanism. In the face of coordination failure among organizations, it is necessary to improve the coordination among organizations and explore a new way to solve the burden of grassroots cadres by empowering grassroots organizations, reshaping the relationship between organizations, sharing regional data and effectively motivating cadres on the basis of clarifying the division of responsibilities among organizations.

Key words: Improving Coordination; the Burden of Grassroots Cadres; Coordination Failure; Coordination Cost

The Application of Coase Theorem in Policy Explanation
Zhao Deyu

Abstract: The Coase irrelevance theorem provides a reference system function for analyzing systems or policies to a large extent. The legalization of policies, democratic decision-making, as well as policy implementation, evaluation and simulation can refer to the Coase theorem to construct various forms of irrelevance theorems. This report will introduce how to construct different forms of Coase's theorem in the construction of different policy processes or interpretation modes. The focus of the discussion is why it is necessary to use the Coase paradigm, and the difference and value between the Coase theorem paradigm and the current mainstream empirical research paradigm. Then, reflect on and review the problems that Coase theorem may be generalized and abused.

Key words: Coase Theorem; Policy Explanation; Neoclassical Economics; Institutional Economics

Summary of the first "Yucun experience" Seminar in 2020

"复旦发展与政策评论"征稿函
（第十四、十五辑）

为推动中国社会发展与公共政策的理论和经验研究，构建一个跨学科研究成果的交流平台，复旦大学社会管理与社会政策系和人口研究所共同负责组织"复旦发展与政策评论"系列学术辑刊的征稿和审稿工作。2021年将出版第十四、十五辑"复旦发展与政策评论"，特此向全国人口、社会经济发展、公共政策与管理学术界与实务界征集优秀稿件。欢迎海内外专业界人士踊跃来稿。

一　栏　目　设　置

● 理论方法：突出经济与社会发展与公共政策的最新理论方法的进展。

● 公共政策：聚焦各领域的政策理论与经验实证研究。

● 发展研究：聚焦人口、社会、经济与资源环境、安全诸领域的发展模式。

● 对话与争鸣：鼓励针对不同理论、方法与观点的争论与讨论。

● 专题专栏：聚焦热点政策议题，展开专题和专栏研讨。

二　来　稿　要　求

1. 来稿范围

本辑刊主要刊登发展与政策领域的理论与实证研究，涉及理论方法、具体部门政策案例、发展研究等相关方面的学术论文和译文、研究报告、学术评论、学术动态等等。中英文均可。

2. 来稿形式

来稿请同时采用两种方式:打印文本和电子文本。

打印文本请在封面上打印如下内容:文章标题、作者及简介、联络方式(电子邮箱、电话、传真)、寄信地址,并寄至"上海市杨浦区邯郸路 220 号,复旦大学社会发展与公共政策学院　唐博　收",邮编:200433。联系电话:021-65642735。

电子文本请以"作者＋篇名＋'复旦发展与政策评论'投稿"为主题,发至如下电子邮箱:tangbo@fudan.edu.cn

3. 字数要求

来稿一般以不超过 2.5 万字为宜(包括注释和参考文献)。

4. 其他说明

(1)请作者恪守学术伦理,文责自负。

(2)被本辑刊选中出版的稿件,仅代表作者个人观点。著作权属于作者本人,版权属于复旦大学社会发展与公共政策学院社会管理与社会政策系。

(3)来稿一律不退,请自留底稿;投稿后 3 个月内若未接到采稿通知,请自行处理;请勿一稿数投。

(4)本辑刊对稿件有删改权,如不同意请注明。

三　审　稿　制　度

为保证辑刊的质量,本辑刊对来稿采用专家匿名审稿制度。

所有来稿首先由审稿委员会进行论文初审,初审主要审查来稿的一般规范以及是否符合出版宗旨。

来稿通过初审之后,邀请两名专家进行匿名评审;评审结果返回后再进行审稿委员会会议,确定最终入选文章。

四　格　式　要　求

1. 文章标题:50 字以内为宜,必要时可加副标题。

2. 作者姓名、工作单位:题目下面应包括作者姓名和工作单位两项内容,多位作者应以序号分别列出上述信息。

3. 摘要:以 100—200 字为宜。

4. 关键词:2—3 个,以空格相隔。

5. 正文标题:内容应简洁、明了,层次不宜过多,层次序号为一、(一)、1.、(1)。

6. 正文文字:一般不超过 2.5 万字,用 A4 纸打印。

7. 文献引证规范:为保护著作权、版权,投稿本丛书的文章如有征引他人著作,必须注明出处。

(1) 注释:是对文章某一特定内容的解释或说明,其序号为①②③……注释文字与标点应与正文一致,注释置于文尾,应包括:作者/编者/译者/、出版年份、书名/论文题目、出版地、出版者,如原文直接引用则必须注明页码。

(2) 参考文献:在文章末尾列出征引出处,在文内则简要列出作者/编者姓名和年份。

例如:征引书籍

对作者的观点进行综述性引用,例如:

(文内)(McCain, 2009)

(文末)Roger A. McCain. Game Theory and Public Policy [M]. Edward Elgar Publishing Limited, the Lypiatts, 2009.

(文内)(赵德余,2009)

(文末)赵德余.政策科学方法论[M].上海:上海人民出版社,2017.

引用原文应注明页码,例如:

(文内)(赵德余,2017)

(文末)赵德余.政策科学方法论[M].上海:上海人民出版社,2017:25.

说明:在英文参考文献中,书名请用斜体字;中文参考文献中,书名请用书名号。

在英文参考文献中,文章题目用双引号,书名请用斜体字,并标明页码;中文参考文献中,文章题目请用双引号,书名请用书名号,并标明页码。

在英文参考文献中,刊名请用斜体字;中文参考文献中,文章题目请用双引号,刊名请用书名号,并标明页码。

(3)转引文献,应注明原作者和所转引的文献。

(4)在文献的使用中,请避免使用"据统计……""据研究……"字样。使用文献、数据必须注明准确的出处。

(5)参考文献的排序采用中文、英文分别排列,中文在前,英文在后;中文按作者的姓氏的汉语拼音、英文按作者姓氏分别以字典序列排列。

(6)行文中,外国人名第一次出现时,请用圆括号附原文,文章中再次出现时则不再附原文。在英文参考文献中,外国人名一律姓氏在前,名字以缩写随后,以逗号分隔。

例如:Mary Richmond 应写为:Richmond,M.

中国人的外文作品,除按外文规范注明外,在文末应在其所属外文姓名之后以圆括号附准确的中文姓名,如无法确认中文姓名则不在此列。

(7)外国人名、地名的汉译以(北京)商务印书馆 1983 年出版的《英语姓名译名手册》和《外国地名译名手册》为标准。

五 征稿截止时间

本轮征稿截稿时间:2021 年 12 月 31 日。

请作者严格遵守以上规范,协助编辑人员做好编辑工作。

复旦大学社会发展与公共政策学院

社会管理与社会政策系

人口研究所

"复旦发展与政策评论"编委会

图书在版编目(CIP)数据

健康、安全与政策评估/赵德余,任远主编.—上
海:上海人民出版社,2021
(复旦发展与政策评论/赵德余,任远主编)
ISBN 978-7-208-17011-7

Ⅰ.①健… Ⅱ.①赵… ②任… Ⅲ.①居民-健康-
评估-中国 Ⅳ.①R195

中国版本图书馆 CIP 数据核字(2021)第 050768 号

责任编辑 于力平
封面设计 傅惟本

复旦发展与政策评论

健康、安全与政策评估
赵德余　任远　主编

出　　版　上海人民出版社
　　　　　　(200001　上海福建中路 193 号)
发　　行　上海人民出版社发行中心
印　　刷　常熟市新骅印刷有限公司
开　　本　635×965　1/16
印　　张　13.25
插　　页　4
字　　数　169,000
版　　次　2021 年 5 月第 1 版
印　　次　2021 年 5 月第 1 次印刷
ISBN 978-7-208-17011-7/D·3730
定　　价　55.00 元